中医教·学经典备课笔记

温 病 学

南京中医学院(南京中医药大学) 编著

刘 涛 审校

U0279112

上海科学技术出版社

图书在版编目(CIP)数据

温病学 / 南京中医学院(南京中医药大学)编著
—上海:上海科学技术出版社,2018.1(2024.3重印)
中医教·学经典备课笔记
ISBN 978—7—5478—3710—8

Ⅰ.①温… Ⅱ.①南… Ⅲ.①温病学说—中医学院—
教材 Ⅳ.①R254.2

中国版本图书馆 CIP 数据核字(2017)第 221051 号

内容提要

　　本书是南京中医学院(现南京中医药大学)根据《温病学新编》为教本编写而成的温病学教学参考资料。全书分上下两篇,章节次序均按原教本。在讲解方面,着重于综合分析,以使纲举目张,突出重点,便于学员理解。

　　本书经过集体备课、反复试教及多次课堂教学,再次修订而成,可作中医教学参考之用,亦可供中西医自修及中医学徒自学参考。

温病学
南京中医学院(南京中医药大学) 编著

上海世纪出版(集团)有限公司
上海科学技术出版社 出版、发行
(上海市闵行区号景路 159 弄 A 座 9F-10F)
邮政编码 201101 www.sstp.cn
上海当纳利印刷有限公司印刷
开本 787×1092 1/16 印张 11.75
字数:180 千字
2018 年 1 月第 1 版 2024 年 3 月第 4 次印刷
ISBN 978—7—5478—3710—8 / R·1452
定价:35.00 元

本书如有缺页、错装或坏损等严重质量问题,
请向工厂联系调换

出版说明 ▶

　　20 世纪 50 年代始，我国中医药高等院校相继建立，当时尚无规范统一的教材可供使用，于是南京中医学院（现南京中医药大学）组织了一批造诣精湛、颇孚众望的中医药学专家，将多年来的读书、备课笔记及资料加以整理修改，并听取多方面意见后著成教学参考资料，由上海科学技术出版社等多家出版社相继出版。这批教参的出版创国内中医药院校之先河，亦是此后各类、各版教材的重要参考，含金量颇高。由于时代相隔较长，现在这批经典教参踪迹难觅，很多读者求索无门。

　　基于此，我社组织南京中医药大学相关学科力量和专家学者，重刊此系列教参，并以"中医教·学经典备课笔记"为丛书名出版。本套丛书的主要特点：一是内容精粹，经典实用，原汁原味地再现了 20 世纪五六十年代我国高等中医教学工作实际，同时也反映了老一代中医药大家的学术观点、教学经验，对当今中医后学有极大的参考价值。二是文字简洁精练，条理清晰，书中采用了大量图表的形式将重点进行扼要归纳，便于读者理解和记忆。同时，阅读本书，我们还可以从中领略到中医老校以及老一代中医大家在教学工作中集思广益、学风严谨、治学朴实、精雕细琢的可贵品质，以及为传承中医、编著岁月精品的崇高精神！

　　本次重刊的原则,我们除了以简体字版本呈现,并对原著中少数字词错误或体例不当之处给予一一修正,使质量更臻优良之外,基本上保持教参的原貌,不增加或发挥新的知识内容,以彰显原有特色。书中所记载的中药犀角,根据国发(1993)39 号、卫药发(1993)59 号文,属于禁用之列,书中所述相关内容仅作文献参考,在临证处方时请用相应的代用品。

　　我们殷切希望各位读者在阅读本丛书之后,对不足之处给予批评指正,也请给予我们鼓励和支持,我们将在此基础上,加倍努力地将更多、更好的医著整理出来,奉献给广大读者!

上海科学技术出版社

2017 年 8 月

前　言 ▶

　　这套"教学参考资料"是我院几年来各个教研组教师的备课笔记。先经我院教研班和各期进修班学员,在课堂学习和备课试教的同时,综合了多方面的意见,加以整理修改,油印成册。1958年我院第二期教研班也以同样情况进行第二次整理,并由我院各有关教研组加以审阅,作为我院教学上的参考资料。

　　由于去年第一期教学研究班,曾将《内经备课资料》的一部分发表于1958年6月《中医杂志》;同年9月,本资料又展出于北京"全国医药卫生技术革命展览会"。因此,有很多兄弟院校一再来函,建议出版,以适应当前中医教学事业蓬勃发展的需要,因而不揣谫陋,匆促付印。由于我们水平有限,教学经验不足,在内容上还可能存在一些缺点和错误,我们诚恳地希望各方面对本资料多多给以批评指正。

　　这套"教学参考资料"是根据我院编写出版的各种教材编写而成的,在内容方面是按照我院教学大纲来决定的。如其他兄弟院校,用为教学参考,可以根据实际需要,加以取舍。

南京中医学院

1958 年

目　录 ▶

上篇　总　论

下篇　各　论

上篇 总 论

绪　言

前代医家,在临床实践中,经观察、分析,认识到论述外感病的致病原因与症状表现以及治疗方法等,都不能局限于《伤寒论》的范围;在符合客观需要的情况下,由《伤寒论》的基础上逐渐发展,以卫气营血与三焦为核心,构成了对急性热病辨证论治的另一理论体系,就是我们所要讨论的温病学说。

一、什么是温病

温病是多种急性热病的总称,又是外感热病的一大类型。它的特性,是热象较盛;同时在发病过程中,容易化燥伤津,后期尤多阴枯液涸现象。

温病的命名,早在《黄帝内经》(《内经》)一书里,已有这个名称的记载,如《素问·六元正纪大论》有"民疠温病"。《难经》根据《素问·热论》"今夫热病者,皆伤寒之类也"加以阐发,提出"伤寒有五",而把温病归纳到广义伤寒之内。由于学术愈向前发展,则分科愈细,创立尤多,于是后人根据实际情况,把热病、湿温、温病,从广义伤寒里分离出来,逐渐成立了独立的名称和温病学说的理论体系。

关于温病所属疾病的命名,大都是依据时令、气候再结合具体症状而决定的。例如:

(1) 时令:春温、冬温。

(2) 气候:风温、暑温、湿温、秋燥。

陈平伯说:"外感不外六淫,民病当分四气。"这两句话,确实可以体会出温病所属疾病的命名,是以时令和气候为依据的。至于温病范畴的伏暑、温疟、湿热痢、温疫,则又是结合具体症状而决定的。

历代医家对温病的看法,也有不同的见解。例如,吴鞠通认为温病是包括九种热性病的总称,而雷少逸则认为温病是单独的名称。

吴鞠通在《温病条辨》的第一条就这样说:"温病者,有风温、有温热、有温疫、有温毒、有暑温、有湿温、有秋燥、有冬温、有温疟。"计有九种之多。雷少逸在《时病论》中,则把温病和春温、风温、温毒晚发等并列看待,且在论述温病中说"此不比春温之有寒邪,风温之有风邪……"我们认为雷氏的说法不免比较狭隘。基本上来说,认为温病是多种急性热病的总称,还是比较恰当的。

二、何谓温病学说

凡是研究温病的发病规律和辨证论治的理论,具有指导临床实践的科学价值的,叫作温病学说。

我们要了解温病学说,必须要知道温病是外感病中的一大类型。这一类型疾病,都有其共同性,即:①症状方面热象较盛;②病理方面容易化燥伤津,最后又易阴枯液涸。这两个基本特点,异于外感病中另一类型狭义伤寒的病变。同时,从温病这一类型的疾病来说,它在病候、诊断、治疗等方面,却有一定的规律性。

三、为什么要学习温病和怎样学习温病

首先肯定,温病学说是从《伤寒论》的基础上进一步发展起来的;这两者是前后相因、相辅相成的。如果仅学《伤寒论》而不懂温病学说,只能了解外感热病的一部分;反之,如仅学温病而不学《伤寒论》,则不能由源到流全面认识热病,同样也只能了解外感热病的一部分。必须两者兼顾,庶得其全,如各执其偏,都是片面的。

温病学说是有理论、有临床实用价值的一门科学,它导源于《内经》,经过历代学者的研究阐发,到清代叶天士、薛生白、吴鞠通、王孟英等,总结与发挥了前贤的经验,形成一套比较完整的理论体系。由于一部分医家在学术上对辨析温病和伤寒在病因、病理、症状方面持着不同的见解,致引起了长时期的学术争论,从而推动了学术的发展。因此我们今天研究学术的态度,必须以马列主义作为指导思想,应该从历史的发展眼光来看问题,用唯物的观点、辩证的方法、实事求是的科学态度来从事研究,使温病学说在党的中医政策光辉照耀下,进一步获得发展与提高,更好地为人民保健事业服务。至于对历代医家不同的见解,应该了解各个时期的医学特点,以及当时客观情况和社会背景等,加以分析,而不能割断历史来对待问题,也不应局限于一家一派的范围之内。

第一章
温病学说发展概况

社会上一切事物,都是不断地向前发展和进步,属于自然科学之一的医学,当然也不例外;温病学说,也是随着社会的发展而发展起来的。本章的讨论,就是关于温病的发展情况,共分三个部分,介绍如下。

一、温病学说的起源与《伤寒论》的关系

温病一名,首见于《内经》,现将《内经》有关温病的记载摘录于下,加以讨论。

1. **病名** 《素问·六元正纪大论》:"民病温病。""温病乃作。"

2. **成因** 《素问·生气通天论》:"冬伤于寒,春必病温。"

3. **病理**

(1)《素问·阴阳应象大论》:"喜怒不节,寒暑过度,生乃不固,故重阳必阴,重阴必阳,故曰冬伤于寒,春必病温。"

又,"夫精者身之本也,故藏于精者,春不病温。"

(2)《素问·热论》:"凡病伤寒而成温者,先夏至日为病温,后夏至日为病暑。"

(3)《素问·玉版论要》:"病温虚甚者死。"

4. **证状**

(1)《素问·论疾诊尺》:"尺肤热甚,脉盛躁者,病温也。"

(2)《素问·评热病论》:"有病温者,汗出复热,而脉躁疾,不为汗衰,狂言不

能食。"

（3）《素问·生气通天论》："因于暑汗，烦则喘喝，静则多言，体若燔炭，汗出而散。"

5.治疗　《素问·至真要大论》："风淫于内，治以辛凉，佐以苦甘。""热淫于内，治以咸寒，佐以甘苦。"又说："燥者濡之。"

综合以上的记载来看，它不但是区别温病和伤寒最早的理论根据，更重要的是对后世形成温病学说体系提供了深厚的基础。因此说，《内经》的温病学说的起源地。

《难经·五十八难》说："伤寒有五，有中风，有伤寒，有湿温，有热病，有温病。"总的精神是把多种热性病总称伤寒；到清代由于学者们对"五十八难"的理解和看法不同，故而引起热烈的争辩，其焦点在于伤寒能否包括温病的问题。有人认为伤寒有五，其中包括温病，同时引证《内经》"今夫热病者，皆伤寒之类也"一句经文，认为伤寒本来包括温病，从而在治疗上仍主张用麻桂辛温治疗伤寒的方法来治疗温病。有人主张"伤寒者统名也，下五者分证也"（徐大椿），意思是说虽统名伤寒，而伤寒实不同于温病。下面列举一个例子，来说明我们的见解，如图1-1。

金、银、铜、铁、锡统名金属，金固可称金属，而锡也称金属；但金不等于锡，锡也不等于金。同样，中风、伤寒、湿温、热病、温病，统名伤寒，伤寒有五之伤寒，是广义的伤寒，五种之一的伤寒是狭义的伤寒（即麻桂证的伤寒），狭义伤寒固然属于广义伤寒之内，而温病也同样属于广义伤寒之内。

$$
伤寒有五 \begin{cases} 中风 \\ 伤寒 \\ 湿温 \\ 热病 \\ 温病 \end{cases} \quad 金属 \begin{cases} 金 \\ 银 \\ 铜 \\ 铁 \\ 锡 \end{cases}
$$

图1-1　伤寒不同于温病举例

但狭义伤寒不等于是温病，温病也不等于是狭义伤寒。清代有的学者认为伤寒有五的广义伤寒可以包括温病，这是对的；但是主张伤寒包括温病，从而以麻桂治疗温病，把广义伤寒和狭义伤寒混淆起来，这是理解上的很大偏差。我们在研究温病之前，对这个问题，必须首先弄清楚。

《史记》上有仓公用火齐汤治疗热病事例的记载，根据周魁在《温症指归》中的注释说："考《史记》仓公治热病用火齐汤，火齐汤者三黄汤也，是温病宜凉不宜温，主里不主表，前于仲景已有成法矣。"如果周氏这一注释是正确的话，这是温病宜凉不宜温，主里不主表的最早记录。

张仲景的《伤寒论》是中医学中最早的一部热性病学。《伤寒论》(6)条"太阳病发热而渴不恶寒者为温病,若发汗已身灼热者名风温……"(这是误汗的变证,不同于后世的风温病),这一条经文,简明扼要地叙述了温病的证状,给后世研究温病学启发很大。唯因《伤寒论》中论述温病的条文有证无法,于是有人认为张仲景长于治寒而拙于治温,也有人认为《伤寒论》为伤寒而设,治温之书已经散失,这两种看法都是片面的。虽然他在温病条文下未明显指出治法,但《伤寒论》中也有治温病的方剂,如白虎承气之类。因此,我们认为《伤寒论》对温病虽论得较少,但对温病学说的发展,却有着重大意义。现归纳介绍于下。

《伤寒论》对温病学说的发展起着承先启后的作用。

(1) 论温较《内》《难》为详:《伤寒论》不仅继承了《内经》《难经》的理论,而且对温病的论述,也有进一步的发展。《内经》《难经》只是原则性的指出热性病分类,而《伤寒论》则重点论述了温病的主要证状。因此说《伤寒论》在论温病症状方面比《内经》《难经》更为详细。

(2) 与狭义伤寒的区别:《内经》《难经》上没有明显的区别伤寒与温病的症状,而《伤寒论》除了以恶寒不恶寒来鉴别伤寒与温病外,同时更明显地指出温病初起即有口渴的特点,这为后世立下了论述温病的提纲。

(3) 辨证纲领对温病理论的启发:《伤寒论》以六经分证(太阳、阳明、少阳、太阴、少阴、厥阴),说明疾病的表里、轻重、深浅,从而确定治疗标准,给后世温病引用卫气营血和三焦作为辨证论治的纲领,提供了理论根据。从叶天士所说"辨营卫气血虽与伤寒同,若论治法则与伤寒大异也"的一节记载来看,也可以理解到《伤寒论》的辨证纲领,对温病学说理论体系的创立,有着很大的启发作用。

(4) 启示温病的治疗法则:指出温病误汗后的演变,伏温外发,本应清泻里热,切不可误汗重伤其阴,这是一个大法。《伤寒论》虽未明确指出,但在"若发汗已,身灼热者名曰风温",这一节上却已示意了温病不可用辛温发汗,未尝不是给后世治疗温病使用清法以很大的启示。

(5) 对治疗温病方剂的运用与发展提供了基础:《伤寒论》在论温条下,虽然没有提出治疗方剂,但是其中有很多方剂或稍加增减即可用于温病治疗。例如,黄芩汤加葱头治温病初期的里热怫郁于表,黄连阿胶汤治温病末期的阴分已伤壮火尚炽;其他如承气汤的发展为增液承气汤、牛黄承气汤等,白虎汤则发展为化斑汤,炙甘草汤发展为加减复脉汤等。这些温病学说中具有代表性的方剂,追源溯流，皆是从《伤寒论》方剂的基础上发挥运用的。

总之，仲景《伤寒论》为后世医家研究温病学说创造了良好的基础。从《温病条辨》与《温热经纬》两书中，也可以看出温病学说与《伤寒论》的紧密关系，例如：吴鞠通引"发汗吐下后虚烦不得眠，若剧者必反复颠倒，心中懊恼，栀子豉汤主之"，这是《伤寒论·太阳病篇》中的原文，吴氏以列入《温病条辨·中焦篇》。王孟英在汇集《伤寒论》条文方面则分别编为：仲景伏气温病篇、伏气热病篇、外感热病篇和温病篇、疫病篇。

这都说明了仲景《伤寒论》与温病学说关系的密切，同时也可以看出《伤寒论》为温病学说奠定了基础。而历代的温病学说的发展，则又是《伤寒论》的发展；所以说温病学说能羽翼《伤寒论》的不足，完全是有根据的。

二、温病学说的发展过程与其创造

历代医家在临床实践过程中，通过细致的观察，逐渐认识到温病的发病机制与证候变化，都有其特点，与狭义伤寒有基本上的区别。现在将历代医家对这一方面的发展和创造，分别叙述于后。

1. 王叔和　把温病分为两种，并另行指出有时行之气为病。

（1）温病：如图 1-2。

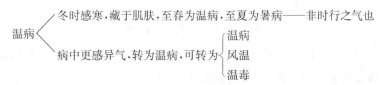

图 1-2　温病的发病机制与证候变化

（2）时行：王氏说："凡时行者，春时应暖而反大寒，夏时应大热而反大凉，秋时应凉而反大热，冬时应寒而反大温，此非其时而有其气，是以一岁之中，长幼之病，每相似者，此则时行之气也。"他又举例说："从春分以后，至秋分节前，天有暴寒者，皆为时行寒疫。"

从以上论述可见王氏对温病学说的贡献。

第一点：指出冬受寒邪有未即病，寒毒藏于肌肤至春而为温病，对《内经》"冬伤于寒,春必病温"作了进一步的说明。

第二点:病中更感异气,可患温病,给温病伏气兼新感之说,撒下了种子。

第三点:首创时行之说,并创寒疫病名。同时指出一岁之中,长纪之病,每相似者,是时行之气的关系,给后世对疫病的认识打下基础。

2. 巢元方 对温病学术上的贡献,首先是明确温病互相染易。

(1) 伤寒:"伤寒之病,但有人自触寒毒之气生病者,此则不染着他人。"

(2) 温病:"此病皆因岁时失和,温凉失节,人感乖戾之气而生病,则病气转相染易,乃至灭门,延及外人。"

但是,我们必须说明,按原则来讲,温病是不传染的,温疫是传染的,而巢氏说温病互相染易,实则包括时行温疫而言。他虽指出了互相染易的危害,但未能把温病温疫很清晰的分辨清楚,我们应从历史发展的观点去看待,不可厚非。

3. 王焘 首先说明以历史先后言,王焘本在《千金方》孙氏之后,而先提出介绍者,是因王焘在巢氏的理论基础上,补充了很多方剂,现举例说明如下。

(1) 预防方剂:太乙流金散(辟温气烧烟熏)。

雄黄 雌黄 凡石 鬼箭羽 羚羊角

从"辟温气"三字来理解,可知王氏已知此病是互相染易的。

(2) 治疗方剂

1) 芍药汤:治热气胜则肾燥,肾燥则渴引饮也。

芍药 黄连 炙甘草 黄芩 桂心 栝蒌

2) 黑膏方:疗温毒发斑。

生地黄 豆豉 猪骨(即猪肤)

4. 孙思邈 《千金方》中有关温病问题,都列在伤寒门内,虽未专门论述,但他对温病发展上的贡献有二,要特别提出介绍。

(1) 对阴阳毒发斑及阴阳毒的鉴别,如图1-3。

阴阳毒〈 阳毒:面色赤而便脓血(面目斑斑如锦纹,喉咽痛,清便脓血)
         阴毒:面色青而肢冷(发赤斑者十生一死,发黑斑者十死一生)

图1-3 阴阳毒的鉴别

阴阳毒病始得时,可看手足指,冷者是阴毒,不冷者是阳毒。由此可见孙氏对温病发斑的诊断及预后有很大的贡献。

(2) 对后世温病治疗的启发:《千金方》对温病的方剂,例如葳蕤汤:葳蕤、白薇、麻黄、独活、杏仁、川芎、甘草、青木香、石膏。这是一个宣肺解表润燥的方剂，此方若以现在的温病学说水平来分析，固多可议之处，但是此方给后世温病学者加减后用以滋阴发汗，这也未尝不是从《千金方》方面的一个发展。

5. **朱肱**　初步打破墨守经方的局面，并对温病学说的发展有贡献。

(1) 明确温热二病是以气候为转移：中而不病，藏于肌肤之间，因春温气而变，名曰温病；因夏热气而变，名曰热病。温热二名，在以热之多少为义。

朱氏以季节为热势的轻重来区别热病和温病，给后世诊断用药以一定的启发。

(2) 朱氏主张因地、因人、因时治疗，他说："桂枝汤自西北二方居人，四时用之无不应验。自江淮间，唯冬及春初可行，自春末及夏至以前，桂枝证可加黄芩半两，夏至后桂枝证加知母一两、石膏二两或升麻半两。若病人素虚寒者，正用古方，不再加减也。"朱氏对这一加减，突破墨守经方的局面，对温病治疗学的发展，起到很大的促进作用。

(3) 从《活人书》的记载，可以看出当时对治疗伤寒、温病的方法是有所区别的。他说："偶有病家，曾留意方书，稍别阴阳，知其热证，则召某人；以某人善医阳病也，知其寒证，则召某人；以某人善医阴病，往往随手全活。"这是说明当时在温病、伤寒的治疗情况，开始初步分化。

6. **刘河间**　在温病的治疗上，突破了辛温解表，先表后里的原则。在河间以前，治疗热性病，都过于拘执先表后里的原则，特别是墨守麻桂辛温发汗。河间出，他认为伤寒六经传变，皆是热证，同时他又认为伤寒疫疠之邪，如单纯运用辛温发汗，不但病不能解，反而速其危殆，所以自制双解散、凉膈散、天水散等方。清里热兼以辛凉解表的双解方法，这是突破了《伤寒论》专主辛温解表和先表后里的治疗常规。当然我们要说明《伤寒论》中本有表里双解之法，如大柴胡汤、葛根黄芩黄连汤等；但刘氏只宗其法，而变易其制，这是由实践中提高了对法则的运用，确实是师古而不泥古的表现。虽然在这些方剂中，对药物的运用，不如后世温病学者用药精细入微，但对后世治疗温病用表里双解的具体方法，确实是很可贵的创造。

7. **王安道**　刘河间虽然主张伤寒六经传变皆是热证，治法以表里双解，不主张热药误人，自创双解等方，但还局限在伤寒圈子以内。至王安道出，把温病的名称、治法和发病机制与伤寒截然分开，例如：

(1) 温病不得混称伤寒。"夫惟世以温病混称伤寒……以用温热之药，若此者，因名乱实，而戕人之生，名其可不正乎。"

（2）温病发病机制是从内达外，治法以清里热为主，解表兼之。"温病热病若无重感，表证虽间见，而里病为多，故少有不渴者；斯时也，法当清里热为主，而解表兼之，亦有治里而表自解者。余每见世人治温热病，虽误攻其里，亦无大害，误发其汗，变不可言，此足以明其热之自内达外矣。"

（3）温热病的表证是郁热不得泄越的缘故，非如伤寒自表而里。"且温病热病亦有先见表证而后传里者。盖怫热自内达外，热郁腠理不得外泄，遂复还里，而成可攻之证，非如伤寒从表而始也。"

综合以上所述，王氏认为在名称上，不得混称伤寒。在发病机制上，热邪自内达外，虽有表证，是由里热怫郁之故。在治疗上，清理热为主，而解表兼之。

总之，王氏对温病学说起了承先启后作用。对温病、伤寒的看法，已趋分化，可以说在温病的发展过程中，这对理论的阐述和明确其治疗原则，是一个很大的转折点，而且直接把广义伤寒中与狭义伤寒纠缠不清的温病单列，开始独树一帜。

8. 汪石山　金元以前，论温热病都未脱离《内经》与叔和的范围，所论的都是冬伤于寒、春必病温的伏邪温病。汪石山根据王叔和时行和异气之说，首创"新感温病"的学说，这是一个很大的创造，对温病学术内容的完整性有很大的贡献。他说："有不因冬月伤寒而病温者，此特春温之气，可名曰春温，如冬之伤寒，秋之伤湿，夏之中暑相同，此新感之温病也。"汪氏这种对温病的分类，是符合于临床客观现象的。根据临床可见，伏邪和新感无论在病因、病理、证状、治疗方面，都各有分别，这确是汪氏的创见。

9. 赵养葵　对后世治疗温病用滋阴法有一定的启发作用，现分两部分进行介绍。

（1）赵氏对治疗温病的主张：如图1-4。

$$\text{温病}\begin{cases}\text{口　渴——肾水干枯}\\\text{不恶寒——表无寒邪}\end{cases}\text{治疗}\begin{cases}\text{六味丸——滋肾水}\\\text{加柴胡——散郁火}\end{cases}$$

图1-4　赵氏对治疗温病的主张

（2）对赵氏温病看法的分析：口渴不一定都由肾水干枯。徐大椿说："渴者多属阳明，何以知其必肾干也。"我们认为在治疗方面，也不是徒持六味滋阴、柴胡散郁所能收效的。但在明确温病是伤及下焦肾阴，这对后世治疗温病运用滋阴疗法，却有一定的启发作用。

10.吴又可 著《温疫论》创立戾气病因,这对温病学说内容与发展,有很大的充实和促进作用,至于具体内容,在温病与温疫一章中,再详细介绍。

三、温病学说体系的形成与争论

温病自《内经》《难经》《伤寒论》肇始以来,历代医家经过很长时间的观察与实践,理、法、方、药渐趋充实。到了清代喻、叶、吴、王诸氏,不但有了进一步发挥,而且总结了前人经验,形成了一套完整的理论体系,特别是在学术争论中,推进了温病学说的发展。

1.喻嘉言

(1) 对温病的分属是从虚实的症状来定成因的

1) 冬伤于寒:温病的阳明病(由里外达太阳),属实。

2) 冬不藏精:温病的少阴病,属虚。

3) 既伤于寒,又不藏病:太阳少阴两感,虚实兼见。

喻氏把温病分为三例。柳宝诒加以评论说:"如果冬不藏精,别无受寒之事,则其病为纯虚与温病何涉;盖喻氏只顾作文章之排场,而不自觉其言之不切于病情也。"我们认为柳氏的说法是对的。

(2) 对温病的看法。他说:"凡伤寒各种危候,温病皆得有之,亦以正虚邪甚,不能胜其任矣,至于热证尤为十之八九,缘真阴为热邪久耗,无以制亢阳而燎原不熄也。"喻氏指出温病易伤真阴,对后世治疗温病的滋阴法以及时时顾护真阴的原则,有着很大启发;但是他在处方用药上,仍用辛温,是其缺陷。

(3) 喻氏论疫对后世温病学说的启发

1) 疫病以三焦论治,对吴鞠通给温病以三焦论治的划分,有一定的启发作用。

2) 用解毒逐秽治疫,启发了治疗温病运用芳香化浊的法则。

3) 对燥气的阐述:喻氏著有《燥气论》,议论精辟,是补《内经》秋伤于燥的缺文,并自拟清燥救肺汤,对后世论燥气为病奠定基础。

2.张石顽 《伤寒续论》中说:"伤寒自气分传入血分,温病由血分发出气分。"此数语虽很片断,但对叶氏引用卫气营血作为温病辨证的纲领,多少也有启发作用。

3. **叶天士** 叶氏对温病学说的发展有极大的贡献,是承先启后中最有创造性的人物。因此,给温病学说的发展,开辟了新的道路。现在归纳五点,介绍如下。

(1) 补前贤的不足,羽翼伤寒:叶氏首先提出"温邪上受,首先犯肺,逆传心包"十二字,可以说补前贤的不足,并可羽翼伤寒。古人对阳明里实的谵语论述得很详尽,但对邪陷心包的神昏谵语却未曾提到。叶氏提出"逆传心包"四字,是补古人这一欠缺;同时此十二字简单扼要地说明新感温病的发展规律和病情变幻的局势。因此,这十二字的学术上有很大的价值。

(2) 引用卫气营血作为辨证纲领:叶氏受《伤寒论》六经分症的影响及张石顽的启发,结合个人临床观察所得,用卫气营血作为温病的辨证纲领,是用以说明病邪的内外深浅,并非标新立异,而是由客观需要出发。他说:"大凡看法,卫之后方言气,营之后方言血,在卫汗之可也,到气才可清气,入营犹可透热转气……入血就恐消耗血动血,直须凉血散血……否则不循缓急之法,虑其动手便错,反致慌张矣。"根据我们现在临床所见,外感温热病的发病层次,确如叶氏所述。由此说明叶氏这一辨证纲领,是通过实践总结所得,对指导临床实践有很大的效用。

(3) 总结临床经验,充实学术内容:古人早有辨舌之法,《伤寒论》(130)条说:"舌上苔滑者不可攻也。"(129)条说:"舌上白苔滑者难治。"说明古人很早就利用辨舌法作为预后诊断及治疗的指征,惜乎比较简略。至于验齿之法,古人很少道及,叶氏对辨舌验齿论述都很精当入微。

另外古人对斑疹早有论述,但对白㾦则未尝论及,叶氏温热论中对此论之甚详。

总之,辨舌验齿可以确切的推断病机的深浅变化,湿邪的有无,化燥伤阴的程度;所以在临床诊断上确是起着很大的作用,斑疹的出现常为温病生死之候,白㾦可用以推断病机的变化,和气阴被伤的情况。故此四者为温病临床的重要环节,叶氏对四者确有独到的心得,尤其对验齿及白㾦的论述,可以说发前人未发之秘,充实了温病学说内容。

(4) 立法用方清空灵活:叶氏用方以清空灵活称著,师古人之意而变其制,遵古而不泥古。因此,对治疗温病的立法用方则又奠定基础和开辟坦路。

（5）后世对叶氏的评论：叶氏在学术上有很大贡献，徐大椿在叶氏三时伏气外感篇后曾这样评论："不仅名家，可称大家矣，敬服敬服。"但由于经方、时方的派别关系，攻击温病学说者确亦不少。叶氏为当时温病学者的代表人物，所以当代或后人，对温病学说和温病学者的批判，叶氏为首当其冲；其中以陆九芝为代表，攻击最为剧烈，某些意见，未免失之偏激似有意气用事，容后文一并介绍。兹将近人对叶氏的批判一则介绍如下，并作初步的分析。

叶氏在《温热论》中说："湿与温合，蒸郁而蒙闭于上，清窍为之壅塞，浊邪害清也，其病有类伤寒，其验之之法，伤寒多有变证，温热虽久，在一经不移，以此为辨。"近人批评叶氏说："叶氏既然说温邪上受，首先犯肺，逆传心包，何以又说温病久在一经不移。"我们认为这不是挟持门户之见的断章取义的批评，便是没有通过临床实践的纸上谈兵的判断。因为叶氏所说"久在一经不移"，是说湿温病在发病过程中，湿热酝酿的阶段，病情很少变化，不似伤寒变化之速，论中所说温热，实指湿湿而言，意谓伤寒与湿温两者相比，湿温传变甚慢，故谓在一经不移。不能以用词上的某些缺点即否定全篇大意，叶氏何尝主张温病或湿温，永远一成不变呢？例如，他说："三焦不得从外解，必致成里结，里结于何，在阳明胃与肠也。"这可充分说明，叶氏非常理解温热和湿温的传变。

4. 吴鞠通　是温病学说的总结者。叶天士对温病学说已树立起规模，比较系统的说明温病的大纲大法。吴氏根据古人的理论，师承了叶氏的理论，并对叶氏《临症指南》温热病案深入揣摩，分析其处方用药的规律，再结合他个人的临床体会，然后贯穿起来，写成《温病条辨》六卷。书中纲举目张，细立方法，比叶氏《温热论》更进一步完整和系统。例如，书中扼要系统地说明温病的变化规律，"温病从口鼻而入，鼻气通于肺，口气通于胃，肺病逆传则为心包，上焦病不治则传中焦，胃与脾也，中焦病不治则传下焦，肝与肾也，始上焦，终下焦。"该书的体例是以三焦为纲，病名为目，构成温病辨证论治的纲领，使学者有规可循。所以该书刊行后，有人评曰："大江南北三时感冒取则有凭焉。"但也有些缺点，如《温病条辨·上焦篇》第四条说："太阴风温、温热温疫、冬温初起恶风寒者，桂枝汤主之……"自注中谓：按仲景《伤寒论》原文，太阳病但恶热不恶寒而渴者名曰温病，桂枝汤主之……王孟英说："吴氏肆改经文，今遍查《伤寒论》却未见此数语，鞠通自谓跳出伤寒圈子，而又不觉已入嘉言套中（因嘉言曾谓仲景治温病用桂枝汤以示微发不发之意），又不甘为人下窃取圣训，不自知其诬贤误世之罪,亦可慨也。"汪谢城曾说:"鞠通发愤著书,功已不细,士雄存瑜去瑕,鞠通之诤友也。"

我们认为吴氏所说手太阴温病初起用桂枝汤确实是个缺点,至于自注中谓是仲景原文记载,似乎捏造根据。但是王氏所说吴氏根本就未明确温病和伤寒的界限,仍在伤寒的圈子内,这亦不尽然,观《温病条辨·第四卷·本论起银翘散论》说:"本论第一方用桂枝汤者,以初春余寒之气未消。虽曰风温,少阳紧承厥阴,厥阴根于寒水,初起恶寒之证尚多,故仍以桂枝为首,犹时文之领上文来脉也;本论方法之始,实始于银翘散。"可见吴氏在上焦篇首提桂枝汤的原因,在于当时温热与伤寒确有门户之见,吴氏首揭桂枝汤,似乎有祖述仲景之余意,以便见重于世。

5. 王孟英 晚出于叶、薛、吴三氏,所以他得以集温病学说之大成。是继吴氏之后的温病学说再度总结者,今分两部分介绍。

(1) 客观的治学方法:他在《温热经纬》的自序中说:"兹雄不揣愚昧,以轩歧之文为经,叶、薛诸家之辨为纬,纂为温热经纬五卷,其中注释,择者贤之善者而从之,间附管窥,必加雄按二字以别之。"由此可见王氏博集诸家所长,汇编成书。

(2) 对叶氏营卫气血的发挥:王氏在叶天士所指出外感温热病由卫传血的基础上,进一步指出伏气温病从血及气的机制和症状。最后应该说明,王氏守成多,创见较少。

6. 陆九芝 对伤寒、温病都很有研究,例如他对温病温疫的区别,可以说剖析明白。对伤寒,特别是六经中的阳明病更有独到的见解,并著有《阳明病释》。正因为对阳明病有研究,所以对温病的理论,有着另一种看法,从而与叶氏的温病学说形成学术争论,基而造成门户之见,现在我们介绍陆氏对温病的见解及对叶氏的批评。

(1) 陆氏对温病的见解

1) 阳明病可概括温病。他说:"温病热自内燔,其最重者只有阳明经腑两证,经证用白虎汤,腑证用承气汤,有此两法,无不可治之温病矣。"

2) 神昏皆属阳明:"人病之热,唯胃为甚,胃热之甚,神为之昏,从来神昏之病,皆属胃家。"

(2) 陆氏对叶天士的批评:"滥用滋阴,不敢用芩连以清热,硝黄以攻下,以致救人少而误人多。"

（3）我们把陆氏对温病的看法及对叶氏的批判，分析如下。

1）陆氏认为阳明病可以概括温病，这是不符合临床客观事实的。我们认为温病在发病过程中，可以出现阳明经腑两证，但白虎承气并不能治疗温病各个阶段的证候。例如，温邪深陷下焦，津枯液涸，手足瘛疭，心中憺憺大动，岂能视为阳明病，而用白虎承气。

2）有些神昏固然是由于阳明腑实证所造成，但实际在临床上有很多神昏患者，并不伴有阳明腑实证。既然不伴有阳明燥实的现象，岂能指为阳明证而用承气汤；温病不伴有阳明证的神昏，正是叶氏所说"逆传心包"之故，陆氏的见解似嫌片面。

3）我们认为过于在文字上推敲措词的缺点，对学术的意义不大。至于废伤寒则六经不传，废六经则百病失传等语，是坚持六经传变的过程，可以概括温病发病规律。当然陆氏这种溯本追源的思想是对的，但一定要坚持六经分证可以概括温病的发病规律，这是好古而走向泥古的途径。

4）陆氏谓叶天士不敢用芩、连、硝、黄等味，这与事实稍有出入。例如，叶氏说："三焦不得从外解，必致成里结，里结在何，在阳明胃与肠也，亦须用下法……"又说："舌绛而中心干者，乃心胃火燔，劫灼津液，即黄连石膏亦可加入。"

最后应该说明，叶氏虽然在温病学说上有很大贡献，但不等于说是完整无缺，天衣无缝，但他在这方面的成就和创造是主流，不可磨灭的。以上初步分析，完全是从客观事实出发，丝毫没有为叶氏辩护的成分存在。

小结

（1）温病是外感热病的一大类型。它的共同特性是热象较盛，容易化燥伤津。后期尤多阴枯液涸现象。

（2）早在《内经》已有温病名称记载，《难经》将它列入广义伤寒范围以内。经过历代医家的实践观察，逐渐把温病从广义伤寒中分离出来，成为温病学说独立理论体系。

《伤寒论》是中医学中最早的一部热病学专书，对温病学说的发展起着重大的意义。它继承了《内经》《难经》的理论，区别了伤寒与温病在症状上

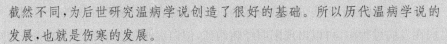

截然不同,为后世研究温病学说创造了很好的基础。所以历代温病学说的发展,也就是伤寒的发展。

(3) 历代医家在实践过程中,逐渐认识了温病的发病机转与证候变化都有它的特点,有感而即病与不即病两大成因。因而形成了新感伏邪两大类型,为治疗上提供了有利的条件。并且认识了温病与疫病的基本不同点在于流行与不流行的区别。

(4) 学术争论是推动医学向前发展的重要因素。温病学说经过历代医家阐发,逐渐丰富了学术内容,到了清代叶天士、吴鞠通二氏,创造性地运用《内经》营卫气血和三焦,在仲景六经辨证论治法则的启发下,作为温病的辨证纲领,并总结了前人的经验,形成了温病学说的理论体系。在叶、吴以后,伤寒与温病的争论,更是促进温病学说形成的动力。因此我们必须把它全部继承下来,细心地加以分析和探讨。邓铁涛说得很好,他说:"如果从发展来看温病,温病是从伤寒的基础上向前发展的,可以看成是伤寒的发展。但假若认为既是发展了,便一笔抹杀伤寒,取消了伤寒宝贵经验——方与法,是错误的。同样,认为温病学派卑不足道,杀人多于救人,而一笔抹杀了温病数百年来的治疗经验,也是不对的……"这是非常正确的学术态度。

第二章

温病与温疫

温病包括多种热性病,温疫是热性病中能引起传染流行的一类。所以温病和温疫的划分,关键在于传染和不传染。由于后世文字的孳乳,又有温疫和瘟疫的争论。吴又可和陆九芝各具不同的见解而有所发明,更因兼挟六淫之邪有差异,这就是吴又可和余师愚论疫不同的地方。故治疗疫病,必须运用四诊八纲,才能做出明确的诊断和治疗。本章讨论内容,除了要解决这些问题以外,并对吴、余二氏所论的温疫,作为重点讨论,分如下四个部分进行介绍。

一、释　义

1. 温病　温病又称热病。温病与热病只是程度上的不同,温与热同是指这一类疾病的属性而言,所谓属性可分两个方面:一是病因,属热;二是临床症状,属热。

由此可以看出,温病是由温热之邪所引起的多种热性病的总称。这一类热性病,与因寒邪所引起的狭义伤寒,在性质上有严格的区别。

2. 温疫　现在我们先介绍一下"疫"字。

(1)《素问·刺法论》说:"余闻五疫之至(五运分疠气——《类经》)皆相染易,无问大小、病状相似。"

(2)《说文》:"疫,民皆病也。"

（3）《伤寒杂病论》："天行之病，大则流毒天下，次则一方，次则一乡，次则偏着一家。"

综观上述的记载，可以看出疫病是一种互相传染而引起大流行的疾病。以上是说明什么是疫，以下介绍什么是温疫。

温疫：温，说明疫的属性；疫，定名的主体。由于温热性质的疫气，引起传染流行的疾病。

所谓温疫这个"疫"字是定名的主体，"温"是指"疫"的属性。换言之，温疫是由于温热性质的疫气所引起互相传染的疾病。

二、温病与温疫的关系

明清时代诸家的著述，对温病与温疫的关系，有两种不同的看法。

1. 认为两者无区别　持这种见解的有吴又可、杨栗山等，其中以吴又可为代表。他说："夫温者热之始，热者温之终，温热首尾一体，故又为热病，即温病也。又名疫者，以其延门阖户，如徭役之役，众人均等之谓也。今省去'彳'加'疒'为疫。"

此节中的"又名疫者"四字，应当注意，吴氏是说热病也就是温病，紧接着说，又名疫者，意思是说温病又名温疫者，是因其传染的缘故。由此可以看出，吴氏认为温病就是温疫。

温病＝热病＝温疫（传染性温病）。

役　彳＋疒＝疫。

2. 认为两者有区别　持此说者有陆九芝、周扬俊等。

（1）陆氏在重订戴北山《广瘟疫论》序中说："吴氏书名瘟疫，而不自知其所论但为温疫；戴氏专论温热，而不知其书之不可以名温疫。合两家观之，在吴氏自论疫中之温……戴氏专论不疫之温。"如图 2-1。

吴又可《温疫论》｜属性热｜传染——温疫（疫中之温）
戴天章《广瘟疫论》｜　　　｜不传染——温热（不疫之温）

图 2-1　温病与温疫

又说："变起仓猝，一发莫制，众人传染，如徭役然，因其传染乃名为疫。若病

只一身,则同室侍疾之人,亦不传染,则温为温病,热为热病,与温疫辨者无他,盖即传染不传染耳。"(《世补斋医书》)

我们从上述戴氏专论温病"而不自知其书之不可以名温疫"和"与温疫辨者无他,盖即传染不传染耳"就可以看出陆氏主张,温病和温疫是有区别的。其划分的界限,就在于传染和不传染,传染的称温疫(疫中之温),不传染的称温病(不疫之温)。

(2)周扬俊:"一人受之则谓之温,一方受之则谓之疫。"

综上所述,温病与温疫是两种不同的疾病,决定于传染与不传染,传染的称温疫(疫中之温),不传染的称温病(不疫之温)。

三、温疫与瘟疫的关系

温疫与瘟疫的关系,吴又可与陆九芝也各有不同的看法。

1.认为无区别　吴又可说:"《伤寒论》曰,发热而渴不恶寒者为温病,后人去'氵'加'疒'为瘟,即温也……乃后人自为变易,不可因易其文,以温瘟为两病……又名疫者,以其阖门延户,如徭役之役,众人均等之谓也,今省去'亻'加'疒'为疫……名各不同,究其病则一。"如图2-2。

$$温\quad 氵+疒=瘟。$$

温病——热之始 ⎫
热病——温之终 ⎬ 不传染 ⎫ 属性热 ⎧ 轻…… ⎫ 名各不同,
温疫——瘟疫——传染 ⎭　　　⎩ 重…… ⎬ 究其病则一
　　　　　　　　　　　　　　　　剧(恶) ⎭

图2-2　温疫与瘟疫

由此可见,吴氏认为"温""瘟"两字,不过是字形的孳乳,含义却是一样。说明是同一类型的热性病,温疫也就是瘟疫。

2.认为有区别　《广温热论》陆氏序说:"必先将吴又可《瘟疫论》改为《温疫论》,再将戴天章之《瘟疫论》改为《温热论》,以清两剧作书之旨,而称名始各当耳。夫伤寒有寒证,有热证,温热则纯是热证,绝无寒证,至瘟疫则有温疫亦有寒疫,正与温热病纯热无寒相反,而治法即大不相同。"

又说:"有谓温、瘟为古今字,不可以温、瘟为两病者。则吴又可之《瘟疫论》

也……夫疫有两种：一为温之疫，一为寒之疫，若既论疫，则疫之温者宜寒，疫之寒者宜温，各有治法。若必欲以温、瘟为一字，则疫之寒者既不可称寒温，岂疫之温者独可称温瘟乎。"

瘟疫 ⎧寒疫⎫ 传染 ⎧属性寒
　　⎩温疫⎭　　　⎩属性热

图2-3　温疫与寒疫

从这里，我们可以看出，陆氏认为"瘟疫"是概括一切传染病而言，有寒热两种不同。吴又可记述的，只是其中的一种热疫（温疫），此外还有一种寒疫，故温疫与瘟疫是有区别的，如图2-3。

通过以上的讨论，我们对于温病、瘟疫、温疫，可以得出如下的概括认识。

(1) 温病是由温热之邪所引起的多种热性病的总称，无传染性。

(2) 瘟疫：如图2-4。

瘟疫 ⎧寒（属性）⎫ 疫（主体）⎧寒疫：病因症状皆属于寒的传染病
　　⎩温（属性）⎭　　　　　⎩温疫：病因症状皆属于热的传染病

图2-4　对瘟疫的认识

总结以上两点，雷少逸说："温者温热也，瘟者瘟疫也，其音同而其病实属不同。"这个分析比较客观。

(3) 温疫是瘟疫中的一部分，两者互不相同。

四、温疫概括介绍

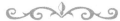

我们这一门课程，主要介绍有关温病问题，重点却不在疫病；不过温疫一证，是属于温热性质的传染病，所以把它概括介绍一下，至于寒疫则不在这里讨论了。

论疫诸家除吴又可以外，其他还有喻嘉言、刘松峰、余师愚等人。一般说来吴氏《温疫论》、余氏《疫病论》，可以说是论疫的代表著作；二氏所论的疫病，在性质上虽然都是属热的，而在辨证施治上，却有不同，今分别介绍于下。

(一) 吴氏《温疫论》

1. 病源　吴氏认为温疫的发病因素是六气以外的戾气（戾同疠），和六气产生的疾病不同。

2. **感染途径** 吴氏认为温疫之邪,受自口鼻,邪伏募原①,与伤寒邪由毛窍而入不同,他说:"疫者感天地之厉气……邪自口鼻而入……舍于伏脊②之内,去表不远,附近于胃,乃表里之分界,是谓半表半里。即《素问·疟论》所谓横连募原者也。"

3. **证状** 吴氏曰:"温疫初起,先憎寒而后发热,嗣后但热而不憎寒也,初得之二三日,其脉不浮不沉而数,昼夜发热,日晡益甚,头疼身疼。"又说:"感之轻者舌上白苔亦薄,热亦不甚,而无数脉……感之重者,舌上苔如积粉,满布无隙。"

4. **温疫与伤寒的辨异** 参见《温疫论》原文,如图2-5。

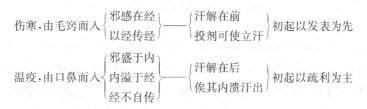

图2-5 温疫与伤寒的辨异

5. **治法** 参见《温疫论》原文。

邪不在经,不可汗。汗之徒伤卫气,热亦不减。

邪不在里,不可下。下之徒伤胃气,其渴愈甚。

治疗要分邪在募原(图2-6),或曰离募原。

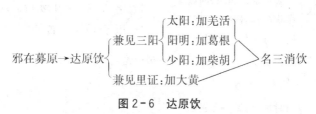

图2-6 达原饮

所谓三消者,即消内、消外、消不内外。

邪离募原,舌根渐黄至中央,脉洪数,大汗多渴——白虎汤。舌上纯黄,兼有里证——承气汤。

---

① 募原,亦作膜原。《素问》新校正说:全元起本作"膜",《太素》同。薛生白说:"募原者外通肌肉,内近胃府,即三焦之门户,实一身之半表半里也。"

② 伏脊,脊两旁曰脊,伏脊即脊筋之间。

（二）余氏《疫病论》

1. 病源　外来淫热，火毒达于二经（太阳、阳明）。

2. 症状　"初起先恶寒而后恶热，头疼如劈，腰如被杖，腹痛如搅肠，呕泄兼作，大小同证，万人一辙……迨至两日，恶候蜂起。"

3. 与伤寒之辨异　如表2-1。

表2-1　温病与伤寒的辨异

病名 症状	淫热之疫	伤　寒
头　疼	头疼如劈，沉不能举	头疼项强
汗	下身无汗，上身有汗，头汗更盛	无　汗

4. 治疗　余氏说："疫证乃外来之淫热，非石膏不能收效……石膏者，寒水也，以寒胜热，以水胜火，投之百发百中……凡邀诊者，不能赴诊，叩其证状，录方授之，互相传送，活人无算，癸丑京师大疫……以余方传送，服他药不效者，并皆霍然，故笔之于书，名曰清瘟败毒饮。"

（三）对吴、余二氏论疫的分析

1. 吴又可　如图2-7。

$$
\text{吴氏}\atop\text{论疫}\left\{\begin{array}{l}\text{社会背景：当时兵凶饥馑}\\\text{症状：苔如积粉，满布无隙}\\\text{处方：达原饮、燥湿、辟秽、清热}\end{array}\right\}\begin{array}{l}\text{总之，是湿热兼挟秽浊的疫病，}\\\text{用药目的在于苦化}\end{array}
$$

图2-7　吴氏论疫

2. 余师愚　如图2-8。

$$
\text{余氏}\atop\text{论疫}\left\{\begin{array}{l}\text{当时情况：暑热亢极①}\\\text{症状：恶热，头汗出，痛}\\\quad\text{如劈，甚而发斑疹}\\\text{处方：清瘟败毒饮（大清}\\\quad\text{十二经火毒）}\end{array}\right\}\begin{array}{l}\text{总之，余氏是论暑热亢极，淫热之疫，}\\\text{总的用药目的在于清热解毒}\end{array}
$$

图2-8　余氏论疫

---

① 暑热亢极，是根据王孟英的记载而来的。王孟英说："甲寅夏久无雨，暑气盛行，人多疫病，病则必死。"叶子雨说："吴又可所论湿热相搏之疫也，余师愚所论，暑燥之疫也。"可谓一语破的。

通过上述讨论,我们可以了解,流行性传染病,虽都称疫病,其中则有寒暑燥湿的不同,不能用个别治疫之方,治疗一切疫病。吴又可、余师愚所论,虽同为温热性质的疫病,但因为感受之邪有差别,治疗方法亦有不同。所以治疗时,也应按照四诊八纲,进行辨证论治。

小结

(1) 温病和温疫,同属于热性病范围,其不同界限的划分,就在传染和不传染,传染者为温疫,不传染者为温病。

(2) 瘟疫包括一切传染病,分为寒温两种:温疫属性热(疫中之温),寒疫属性寒(疫中之寒),都是瘟疫中的一部分。

(3) 吴又可《温疫论》记载温热挟秽浊之疫:症状身热脉数,舌上苔如积粉,满布无隙,主达原饮,燥湿清热辟秽。

(4) 余师愚《疫疹》记载暑燥淫热之疫:症状恶寒发热,头痛如劈,沉不能举,首多汗,甚者发斑疹,主清瘟败毒饮,大清十二经火毒。

(5) 吴、余两氏所论,虽同属于温热性质的疫病,但因感受兼挟六淫之邪不同,治疗亦异,故疫病不能以一个方剂通治,应当运用四诊八纲,才能做出明确诊断,投方取效。

第三章

新感与伏邪

　　由于温病学说的发展，在温病的发展成因上，分成了两大类型，这两大类型，就是新感和伏邪。

　　新感与伏邪，在病因方面，都是感受六淫之邪。其不同点是：新感是感受了六淫中任何一种邪气以后，随即发生证状的疾病，从性质上说，是属于"感而即发"。

　　伏邪则是感受了六淫中某一种邪气以后，当时没有什么证状显露出来，邪气伏在身体之内，经过一段时间方发生证状的疾病，从性质上说，这是属于"逾时而发"。

　　为了说明"新感"和"伏邪"这两个名词的性质，现在举个例子来谈谈。比如说春温和风温，都是发生在春天，为什么在同一季节里，有两种不同的温病呢？我们从它们发生的成因上去分析一下，就可以知道。

　　风温是在当时感受"春令之暖"而病的，它就是感而即发的温病，属于新感。

　　春温是在上年感受"冬令之寒"，到次年春天才发病的，它就是逾时而发的温病，属于伏邪，如图3-1。

```
风温                     当年——春令之暖——感而即发——新感
      ＞发于春季 ＜
春温                     上年——冬令之寒——逾时而发——伏邪
```

图3-1　新感和伏邪的性质

　　伏邪又叫伏气，伏是伏藏起来的意思，气是指风、寒、暑、湿、燥、火六气，六气是随着四时气候而变化的，在正常情况下，有利于一切生物的生长，因之称它为气。

　　相反的，六气在变异的时候，就有害于万物，人体感受之后，即可使内脏功能发生变化，失去统一与平衡，产生许多症状，这是由于六气侵淫所致的，因而称它为六淫。

由于六淫是不正常的气候变化，所以又叫作邪气。

所谓伏邪，简单地说，就是不正常的邪气，伏藏在身体内部的意思。伏在身体哪里，后面再谈。

新感和伏气，是温病成因的两大类型，在整个温病学说中，占着主要的地位，所以研究和认识所感与伏邪的问题，是我们学习温病学中的一个重要环节。因为所有的温病，在它们的发生成因上，不属于新感，即属于伏邪。绝不会超过这两者的范围。

分辨新感与伏邪，主要目的是在于指导我们对温病的治疗能够掌握总的原则，它是有关于临床用药的问题，所以非常重要。雷少逸说："凡治时病者，新邪伏气，切要分明，庶不至千里毫厘之失。"

我们知道，成因不同，症状也就不同，治疗又必随之而异，成因的辨别，是建立在证候群的基础上，也就是根据它们之间的特有症状来推断的。

只要成因找出了，就能作出适当的治疗方法。比如说：有个病人发生了发热恶寒，舌红，苔薄白，口渴，脉浮数等症状。根据表现的这些证状来分析，推断其病因为感受风热，属于新感。我们就可依照新感温病初起的治疗原则，采取辛凉解表的方法。

这就是"辨证求因、审因论治"的辨治法则，如图3-2。

如果说，成因是因，症状是果，则又称为倒果求因法。

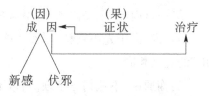

图3-2　辨证求因、审因论治示意图

经过以上的讨论，我们知道了新感与伏邪两大类型在整个温病学中的重要性，但是两者的形成，却不是偶然的。为了使我们对新感与伏邪更能深入地去认识，先来谈谈它的起源情况。

一、源　流

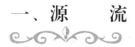

关于新感和伏邪的学术问题，由于医家的看法不同，因而在这方面，曾经发

生了许多争论。

为了对新感和伏邪的学说,得到一个比较全面的认识,有必要从源溯流地将整个演变过程,分两个阶段来进行讨论。

1. 伤寒和伏气温病的对峙时期 这一个时期由《内经》起到明代王安道为止。中医学第一部经典著作《内经》里,关于"新感与伏邪"这方面的材料,根据记载,有这样两句经文,如下。

(1)《内经》:"冬伤于寒,春必病温。"

从文字上可以看出,这是属于"逾时而发"的温病。这就是后世论述伏气温病的起源,也就是说,后世把这两句经文当作伏气温病的理论根据,如晋代王叔和论温病的成因就是这样的。

(2) 王叔和:"冬伤于寒……中而即病者曰伤寒,不即病者,寒毒藏于肌肤,至春变为温病。"

像这样认为只有伏气温病的说法,一直到明代王安道还有此说。

(3) 王安道:"夫伤于寒,有即病者焉,有不即病者焉,其即病者,发于所感之时,不即病者,过时而发于春夏也,即病谓之伤寒,不即病谓之温与暑。"

王安道的说法,基本上与王叔和相同,只不过详细一些,没有提出什么新的论据。

以上引据的《内经》、王叔和与王安道的说法,现在归纳为两点来讨论。

第一,《内经》里又说到"冬不藏精,春必病温"。我们应与"冬伤于寒"对待来看,即是说,由于先不藏精,寒邪才能乘虚而入,这与《内经》中"邪之所凑,其气必虚"的意义相同。

吴鞠通说"不藏精三字须活看,不专主房劳说,一切人事之能动摇其精者皆是",此说较为恰当。

第二,王叔和与王安道所说的温病,仅局限于伏气温病的范围,我们由即病与不即病这两点来分析,就可知道,他所说的即病是感而即发的,是专指伤寒而言,不即病是逾时而发的,乃是指温病而言,很显然地把伤寒属于新感,温病属于伏邪。

即病——感而即发——伤寒——新感。

不即病——逾时而发——温病——伏邪。

从而可以看出,在这个时期的医学家,只知有逾时而发的伏气温病,不知有感而即发的新感温病。

因此,我们认为这个时期是属于伤寒与伏气温病的对峙时期。什么时候才提出新感温病的呢? 下面就谈谈它的成熟时期。

2. 新感温病与伏气温病学说的成熟时期　最先明确指出新感温病的是明朝的汪石山。

(1) 汪石山:"有不因于冬伤寒而病温者,此特春温之气,可名曰春温,如冬之伤寒,秋之伤湿,夏之中暑相同,此新感之温病也。"汪氏所说的春温,实即后世所说的风温,何以见得呢?

他又说:"春之温病有三种不同……有不因冬伤于寒,不因更遇温气,只于春时感春温之气而发者,若此三者,皆可名曰温病。"我们由这一段文字即可看出:春温,冬伤于寒——伏气,病中更遇温气——重感,感春温之气——新感。

汪氏这种说法是否正确呢? 我们可从章虚谷的论述中就可得到印证。

(2) 章虚谷:"温病则有伏而后发者,有外感虚邪贼风随时气而成温者……若外感温病……与伤寒不同,亦与内发之温病各别。"

据此可证汪氏的说法是完全正确的。

他确是创始新感温病的先声,到了章虚谷,更清楚地明确了新感和伏邪是温病成因的两大类型,所以后世称新感温病"首倡于汪石山,而底定于章虚谷"确是正论。

有人要问,章虚谷晚出于叶天士,叶氏是否已经提出新感的名称呢?

我们从《临证指南医案》中,可以看出叶氏对于新感与伏邪,在辨证上已有了明显的区分,不过没有直接指出名称罢了。例如:"温邪自里而发"与"少阴伏邪"等,实际上就是指的伏邪温病,如"风温入肺"与"风温上受"等,实际上指的是新感温病。

伏邪温病,少阴伏邪,温邪自里而发。新感温病,风温上受,风温入肺。

总之,温病学说发展到了这一阶段,已完全打破了前一时期所说的温病只有伏气没有新感的偏见,所以说,这个时期是伏气和新感温病学说酝酿成熟的时期。

上面所谈的,主要是新感与伏邪为温病成因的两大类型问题,但是关于新感和伏邪的基本内容,以及两者之间的鉴别等方面,还没有讨论,下面就其内容再作进一步的分析和研讨。现在首先谈谈新感。

二、新　感

1. 定义　新感就是一种感受六淫之邪随时发作的疾病。

2. 新感温病的主要症状　发热重,恶寒轻,口渴或不渴,无汗或少汗,苔薄白,舌红,脉浮数……

此外,还可能出现如颐肿、喉梗、牙疼、咳嗽等兼证,因为它是在那些主要证状之外或见或不见的证状,所以又称为或然证。

新感温病为什么会有这些主要证状呢? 我们现就其病理机转来说明于后。

发热恶寒——当外邪侵入人体以后,二气必然起来抵抗外邪,在这一情况下,就产生发热恶寒的反应,因此,这个发热恶寒,也可以说是邪正相争于体表的一种表现。

口渴或不渴——温热之邪,易伤肺胃之津,津伤则发生口渴,病人必然有口干的感觉;若津未伤,或伤不甚则不渴,这个不渴,只是说还未想喝水。

无汗或少汗——外邪侵入,先犯皮毛,皮毛伤则腠理开阖功能发生变化。开阖失司就出现无汗的现象,要是开阖不利,就会有少汗的征象。

苔薄白——苔薄邪浅,薄白在表,这是外邪侵犯体表,邪浅不深的征象。

舌红——舌质红,尤其是舌尖部红,这是感受温热之邪的特征,一般说(不是绝对的)舌红多主热。

脉浮数——一般,浮主表,数主热,从脉象上也说明已感受了温热之邪。

在这里要特别指出的,就是发热和恶寒必须是同时并见,再结合其他症状,然后才可以断定是属于新感温病的初起症状。如果发热和恶寒并不同时并见,而是但恶寒不发热,那么,便是阳虚恶寒的阴寒症状,也就是《伤寒论》所说“无热恶寒者发于阴也”的意思,千万不可误认作新感温病。反过来说,如果是但发热不恶寒,那又是属于阳明里热的症状,或者是阴虚发热的证状,当然也得要结合其他症状,才能作出准确判断。

总的说来,对于新感温病的确诊,必须首先肯定发热和恶寒要同时并见这一点。

我们在源流里曾提到伤寒也是属于新感这一类,它与新感温病有什么不同呢？为了使两者能够分别开，我们把两者之间的症状来鉴别一下。

3. 新感温病和伤寒的鉴别　新感温病和伤寒（狭义的），虽然全是属于新感一类，但是两者的症状表现，却大不相同，如表 3-1。

表 3-1　新感初起寒邪与温邪的鉴别

病原 \ 症状	发热	恶寒	头痛体痛	舌质	舌苔	口味	脉象	小便
寒　邪	较轻	较重	较重	淡	薄白	口和不渴	浮紧或缓	清利
温　邪	较重	较轻	较轻	红	薄白或微黄	渴	濡数	黄赤

同是新感，为什么所表现的症状竟会这样悬殊？其基本原因：新感温病是在春季受了当今之暖，而伤寒是在冬令受了当令之寒，所感受的邪气不同，因而反映出来的症状，也就各异。

章虚谷曾经这样说："风为百病之长，而无定体，如天时寒凉，则风从寒化而为伤寒，温暖则风从热化而为温病。"

我们再谈一谈冬温和伤寒同是在冬令所发生的疾病，为什么两者的症状也不一样？原因是：冬温是感了"非时之暖"，而伤寒是感受了"当令之寒"，因而证状也就不同。

所以说，新感温病和伤寒两者不同的基本原因，是由于所感受的邪气因寒暖不同所造成的。

这里提及的风温和冬温，仅是新感温病中的一部分。

4. 新感温病所包括的范围　所谓一般的新感疾病，除了伤寒以外，属于新感温病范围的，有以下五种，如表 3-2。

表 3-2　新感温病的范围

分类	风温	暑温	湿温	秋燥	冬温
季节	春	夏	长夏	秋	冬

新感温病，有初起的时候，大都有发热恶寒的卫分症状，唯暑温本症没有卫分症状，因为暑为火热之气，伤人气分，感受暑邪以后，传变最速，很快即进入气分阶段，因此很少有恶寒的症状出现。但是兼有寒邪的，不在此例。其中，湿温一症，也有人认为属伏邪。

新感温病在开始时的治疗,都应采取解表的治疗法则。至于各个病症的内容,将在各论里详细介绍。

这些病为什么在开始的时候却有恶寒发热同时并见的卫分证状呢? 这与它的发病机制有极密切的关系。

5. 新感温病的病机

叶天士说:"温邪上受,首先犯肺。"

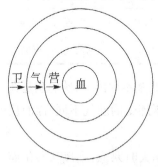

图3-3　新感温病的病机

吴鞠通说:"凡病温者,始于上焦,在手太阴。"

这两句话总的意思是说:温邪侵袭人体,首当其冲的,是手太阴肺,因为"肺主皮毛",而"卫气又通于肺",因此说,"首先犯肺"也就是等于说温邪首先侵犯了人体的卫分。

这里所说的"卫分",就是叶天士首倡的卫、气、营、血的问题,在第四章里专题讨论。为了说明发病机制,先简单地谈一谈,如图3-3。

卫气营血,代表疾病的内外浅深四个阶段。卫分在最外,其次是气分,再其次是营分,最内是血分。

新感温邪,侵入卫分以后,就出现发热恶寒的表证,这时,如果不及时治疗,或者治不如法,病邪就会由表入里,由浅入深,从卫分发展到气分、营分以至到最后的血分阶段。

所以,新感的病机是从表入里的。戴天章说:"新感温热,邪从上受,必先由气分陷入血分(这里所说气分,是包括卫分而言的),里证皆表证侵入也。"

三、伏　邪

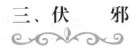

1. 定义　伏邪就是感受外邪后,不即时发作,邪气伏藏于身体之内,过时而发的疾病。

2. 伏气温病的症状　关于伏气温病的症状,也可以说是伏气温病的纲领,因为如果脱离了这些症状,便无从识别伏邪,所以我们必须对它的症状有深刻的体会认识才能切实掌握。

伏气温病的主要症状:脉细数,或沉数而躁,苔厚腻,或舌赤无苔,溺赤,口渴……

脉细数——细数是少阴蕴热的脉象。

沉数而躁——脉见躁动,是伏邪勃发之兆。

苔厚腻——温热之邪在里,熏蒸胃气上布于舌面而生厚腻之苔,若温热愈重则苔愈厚腻。

舌赤无苔——温热深伏营分血分,其舌质必然红赤,舌质红赤愈甚,表示营血伏热愈重。

溺赤——内热伤阴之象。

口渴——温热之邪,灼伤津液,是一种阴亏的现象。

在这些症状里,没有提到发热的症状,是不是没有发热呢?不是的,因为伏气温病初起,虽也间有不见发热的,但毕竟以发热为多,不过,它的发热情况,却有几种类型,应当知所区别。

(1) 但发热不恶寒——单纯的伏气温病。

柳宝诒认为是伏气外出阳明。

(2) 初起发热兼见恶寒——伏邪兼有新感(即新感引动伏邪)。

柳宝诒认为是伏气外出太阳。

(3) 初起寒热往来类疟。

柳宝诒认为是伏气外出少阳。

3. 新感温病与伏气温病症状的鉴别　如表3-3。

表3-3　新感温病与伏气温病症状的鉴别

类别 \ 病状	热寒	舌	苔	脉	口	溲
新感	发热兼恶寒	红	薄白	浮数	干	黄
伏气	有新感则有恶寒 无新感但发热	红绛 深绛	厚腻 或无	细数数躁	渴	赤短 浑浊

4. 伏邪温病所包括的范围　伏气温病,归纳起来,有以下三种:春温(冬伤于寒)、伏暑(夏伤于暑)、温疟(冬中于风)。

这些伏气温病,虽然病因不同,症状不同,但是都由于伏气所导致,是一致的。

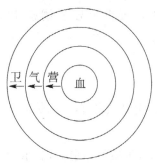

图3-4 伏气温病的病机

这三种伏气温病,在以下各论中,还要详细介绍,这里就不再多谈。

5.伏气温病的病机　前面已经谈过,新感温病的侵袭人体,是从表到里,而伏气温病,却是从里出表,这是新感与伏邪两者发病机制不同之点,如图3-4。

伏气温病的邪热因郁伏于里,到了春暖,阳气舒发的季节,伏邪外发,大约有两种情况。

(1) 由于寒邪郁久化热,至春夏阳气内助,蒸而外达,此为单纯的伏气温病。

沈氏尊生:"冬时寒水主令,少阴气旺,寒虽伤之,未便发泄,至春少阳司令,木旺水亏,不足供其灌溉,所郁之邪,向之乘虚而入者,今则乘虚而发。"

(2) 内有邪热郁伏,又感时令之邪,邪热被其触动,乘机外达,此属兼感温病(新感引动伏邪)。

张锡纯:"迨至春日阳生,内蕴之热,有萌动之机,而复受外感,与之相融,则陡然而发。"

总之,伏气温病是由里达表,而其发病机制,不外邪热郁极自发和被新感诱发的两个方面。

6.关于伏气温病邪伏部位的探讨　关于这个问题,历来医家见解不同,说法不一,归纳起来,约有以下五种。

(1) 邪伏肌肤:如王叔和在《伤寒例》中说:"不即病者,寒毒藏于肌肤,至春变为温病。"

(2) 邪伏肌骨:《巢氏病源》"寒毒藏于肌骨之中",意思是说邪伏于肌肉和骨骼的中间。

(3) 邪伏少阴:柳宝诒根据《内经》"冬不藏精,春必病温"的理论推演而来,他说:"若夫温病,乃冬时寒邪伏于少阴,迨春阳气内动,伏邪化而为热。"持这一论点的比较多,如金元的李东垣、明代的赵养葵、清初的喻嘉言等,见解都大体相同。

(4) 邪伏募原:明代吴又可说:"邪气盘踞于募原,内外隔绝,表气不能通于内,里气不能达于外,不可强汗。"

又说:"里证下后,脉不浮,烦渴减,身热退,越四五日后发热者……乃募原①尚有余邪隐匿,因而复发。"此论本指瘟疫而言,但同时亦可用之于温病方面。张锡纯亦有邪伏募原之说,可以参考。

(5) 邪伏募原、少阴:这是俞根初提出的,他说:"伏温内发,新寒外束,有实有虚,实邪多发于少阳募原,虚邪多发于少阴血分阴分。"

以上五种说法,我们认为俞根初的主张比较全面,他不仅把古人的学说融会贯通,而且总结出伏邪可分虚实两端,这在辨证论治上实有很大作用。他所讲的邪伏募原虽与吴又可相同,但是在治疗上却不泥于达原饮一类的方剂,尤足见其灵活权变。

诸家的说法,尽管各不相同,但都有一定的理由,然而,邪伏的所在,到底是在什么地方呢? 诸家的争论,可否得到一个比较确当的结论呢? 我们认为邪伏的部位问题,不过是古人借以说明发病的机转,以及证候的轻、重、虚、实等情况而已。邪伏部位的唯一依据,就是证候的表现,犹如新感与伏邪的区别一样。像俞根初的"邪伏募原"与"邪伏少阴"的鉴别也是如此。

两者的主要区别是:

邪伏募原——初起寒热如疟,脉弦数,舌赤,苔厚腻,口渴溺赤(实)——湿热内蕴。

邪伏少阴——脉细数,舌赤少苔,口渴溺赤(虚)——郁热伤阴。

由此可见只有根据证候的虚实轻重,然后才可能体会和认识到邪伏在什么部位。例如,柳宝诒所说的"邪伏少阴",他认为必须由于"肾气先虚,然后邪可凑之",也就是说必须由于肾气先虚,而后才能容纳邪气的伏藏。所以"邪伏少阴"就意味着是属于温病的一种虚的类型,因此,凡是伏气温病出现虚的症状,那就属于"邪伏少阴"。

又如吴又可的"邪伏募原",从他所主张的表里分消的治法来看,也可以体会到是指伏气属于实的类型而言的。因此,凡是伏气温病出现实的症状,多数是属于邪伏募原的。

总之,邪伏部位问题,是完全根据症状的轻、重、虚、实的不同情况来作为断

---

① 募原,即经络之内,脏腑之外,内外交界的地方。薛生白曰:"募原者外通肌肉,内近胃府,即三焦之门户,实一身之半表半里也。"

定邪伏部位的依据。所以关于邪伏的部位问题,应该把它看作是伏气温病的一种辨证的方式方法。如果把邪伏部位问题,竟当作疾病发展过程中的"潜伏期",或者固执地必须确定出邪伏的确定部位,然后才认为解决了问题,这样都会失去伏邪的精神实质。

小结

关于新感和伏邪的一般概念,总的来说,新感证比伏气为轻,病程比较短,恢复健康也比较快;而伏气温病,与新感恰恰相反,一开始就有较重的内热,或伴有显著的化燥灼阴现象。所以俞根初说"新感温病浅而轻,伏气温病深而重",实在是一种确论。

新感和伏气,都是以临床症状作为诊断的依据,如果离开了症状而空谈理论,那便是不切实际,同时又会失掉了辨证求因、审因论治的辨治原则及其科学价值。现在为了重点扼要的归纳,便于大家理解和记忆,我们再把新感温病与伏邪温病的区别列成一表,如表3-4。

表3-4 新感温病与伏邪温病的鉴别

新 感	伏 邪
(1) 感邪即发。	(1) 感邪后伏而后发。
(2) 病邪由表入里。	(2) 病邪由里出表。
(3) 初起必恶寒。	(3) 除由新感激发者外,单纯的伏邪必不恶寒。
(4) 初起在表无里热。	(4) 初起即有里热。
(5) 治疗得当,邪不内传,随在可愈,故病程多不长。	(5) 非伏邪透尽不愈,邪伏愈深,病程愈长。
(6) 治宜轻清宣透为主	(6) 治以清里热为主

上表的内容说明:(1)是温病的成因,(2)是温病的病机,(3)是新感与伏邪的证状,(4)是新感与伏邪的辨证,(5)、(6)是治疗原则和方法。

第四章
卫气营血与三焦

温病学说的理论体系基本上是以卫气营血和三焦为核心的。换言之，卫气营血和三焦是温病辨证论治的主要根据，我们如果不搞通它，不论是学习温病学也好，治疗温病也好，是有一定困难的。这是前人在无数次临床实践中创造出来的辨别证型的逻辑方法，正因为有了这种理论根据，才有可能将清代以前治疗温病的丰富经验，总结为合乎科学的原则，从而将温病学说大大地向前推进了一步，充实了学术内容。因此我们对卫气营血和三焦，从理论上作一些从源到流的介绍是必要的。下面准备分两部分来谈。

一、卫气营血

（一）概说

叶天士先生天才地首创温病辨证规律，他认为温病发展过程有着深浅不同的程度，因而他为温病整个发展过程划分了卫、气、营、血浅深的不同阶段，便于临床上辨证施治，它与伤寒六经同样是辨证的纲领，这个理论不是叶氏凭空臆造出来的，它是从《内经》的理论基础上发展起来的。然而《内经》所谈的营、卫、气、血主要是说明人体的正常生理功能，在这四者之间的作用又有着浅深不同的界限，而叶氏在《内经》的理论基础上，更把营、卫、气、血用来代表温病发展过程中四种浅深不同类型的辨证论治的纲领，正因为叶氏所引用的卫气营血是在《内经》的理论基础上衍化出来的,所以我们为了追溯叶氏划分卫、气、营、血的来源,就有必要先把《内经》关于营、卫、气、血的论述,简单的作一介绍。不过我们要说明《内经》关于营、卫、气、血的论述,是相当广泛的,这里所介绍的,仅就营、卫、气、血作用的部位和浅深程度加以论述,以便证实叶氏引用"卫气营血"的中心思想。

(二) 源流

大家了解《内经》是中国现存最早的一部医学经典著作,它代表着两千余年前许多医学家的学术思想,是中医学理论体系的基础,也是后世医学理论根据的泉源,温病学说上的"卫气营血"理论自然也不例外,同样是导源于《内经》的。

1.《内经》关于营、卫的论述

《灵枢·营卫生会》:"……清者为营,浊者为卫,营在脉中,卫在脉外……"

《素问·痹论》:"……营者,水谷之精气也,和调于五脏,洒陈于六腑……"

《灵枢·本脏》:"卫气者,所以温分肉,充皮肤,肥腠理,司开阖者也。"

据上所述,关于营、卫的功能作用,这里不多谈,仅就与温病学说有关的进行分析。《内经》所说的"营在脉中"以及"和调于五脏,洒陈于六腑",和"卫在脉外"以及"温分肉,充皮肤,肥腠理,司开阖"在相对的基础上,前者是含有内、深、里的意义,而后者就含有外、浅、表的意义了。因此,我们可以这样来理解它,如图4-1。

营、卫 {
部位 { 营在脉中(内、深、里)
卫在脉外(外、浅、表) }
功能 { 营于内(内、深、里)
卫于外(外、浅、表) }
} 部位和功能都含有内、外、浅、深、表、里的意义

图4-1 营卫的部位和功能

2.《内经》关于气、血的论述

《素问·生气通天论》:"阳气者,若天与日,失其所,则折寿而不彰……是故阳因而上卫外者也。"

《灵枢·邪客》:"……泌其津液,注之于脉,化以为血……内注五脏六腑……"

《内经》同时指出,"气"是卫外的,"血"是"内注五脏六腑",可见这里所谈气血,也是含有内、外、深、浅、表、里意义在内。因此我们又可以这样来理解它:气属卫外(外、浅、表),血属营内(内、深、里),也含有内、外、浅、深、表、里的意义。

根据上述,可以明显看出《内经》所论述的营、卫、气、血有着内外、深浅、表里的界限,如果将四者联系起来看,则又不能截然分开,正如张景岳所说的:"卫主气而在外,然亦未尝无血,营主血而在内,然亦未尝无气,但行于内者谓之营,行于外者谓之卫。"叶天士先生沿用了《内经》营卫气血、内外浅深表里这方面的理论,所以他说:"卫之后,方言气;营之后,方言血。"虽然排列次序虽与《内经》不同,但他是从《内经》的理论基础上变化而来的。在温病方面,是按照病程的发展,分作四个阶段;而在临床上,往往会几个证候同时出现。所以按其本质,又是浑然一体,不可能单独个别对待,同样的情况,在《内经》中亦有所阐述。现举营、卫为例,《灵枢·卫气》:"……其浮气之不循经者,为卫气,其精气之行于经者为营气,阴阳相随,内外相贯,如环无端。"这就说明了营、卫、气、血四者联系起来看,是浑然一体的。

(三)营卫气血运用在温病学说方面的意义

温热大师叶天士在《内经》营、卫、气、血基础上,同时受了仲景《伤寒论》六经分证的启发,总结了前人的经验,结合自己的临床实践,首先提出以"卫气营血"为温病的辨证纲领,可说是承先启后建立温病完整理论体系的第一人。他一方面指出温病病位之浅深,说明温病病理,可由浅入深,所以他说:"卫之后,方言气;营之后,方言血。"但另一方面又可由深出浅,由营转气。下面就卫气营血代表温病过程中四个证候类型,互相传变以及论治的精神,分述于下。

1. 代表各个不同的证候群(类型)

(1)卫分证状:多见于外感热病之初,主要症状是发热、恶寒(邪正交争)、咳嗽(温邪袭肺)、苔白(主表)、脉浮数(浮、在表,数、有热)等。这些证状的出现,都是由于表邪外束,腠理开合不利所引起,是所谓风温在表的表证。由于患者的体质不同,腠理有疏松或致密的差异,感邪有不同,因此同一卫分症状,又有不同类型。

1)恶寒发热、口渴(温邪灼津)、溺赤(里有热)、脉浮紧等的表寒里热证。

2)发热重而恶寒轻、自汗(腠理开合不利)恶风、热无止时,其则体若燔炭的表热证。

3)身重胸痞而利、苔滑腻、脉浮濡的挟湿证。

4)身热恶寒无汗(腠理闭塞)、鼻鸣而塞(肺应皮毛主表,鼻为肺窍)、唇裂、嗌干、皮肤干痛(唇为脾属、嗌为肺系、子病及母,肺不布津,在上则嗌干,在外则皮肤干痛)、干咳连声、胸满气逆(清肃无能、肺金不降)、舌苔薄白而干、扪之碍手(肺燥气不布津,津不上润)等,是为感受燥气的征象。

(2) 气分证状:邪入气分的时候,一般表邪已罢,里热渐盛,所以有发热不恶寒反恶热(表邪入里,由卫转气)、多汗(皮毛开、热迫津液)、口燥渴(内热盛而灼津)、脉洪大、苔黄燥(热甚)等证。如果表邪未净或伏热外出气分,而邪留三焦则有:

1) 寒热往来、胸胁苦满、懊恼膈闷或心烦喜呕、口苦咽干、目眩、脉滑数或弦数、苔黄滑等气分的表证。

2) 如果有形邪热结于肠间、津液已伤则有日晡潮热、手足腋下濈然汗出、腹满痛、便秘结或旁流、脉沉实、苔焦聚而裂等气分的里证。

(3) 营分证状:营分证状主要有舌质红绛(舌为心之苗,邪热伤营)、口渴不甚(吴鞠通说:"邪热入营,蒸腾营气上升故不甚渴,不可疑不渴非温病也。")、昼静夜躁(不等于昼轻夜重,只不过入夜烦躁和白天病情不同)、神志昏谵(心藏神、主言、邪热于心)等,但由于传变的机转不同,所以又有以下几类:

1) 由卫逆传,则见舌尖绛、肢厥(四肢为诸阳之本,邪热郁于里,不能达于外)、谵语等。这是因为表虽解而邪热径入手厥阴心包,逼迫营中所致。

2) 由气分传来,则见壮热,自汗,烦躁口渴,舌绛布有苔垢(黄燥)。

3) 因于暑邪的,则有初起舌光绛无苔,神倦,脉虚数等症。

(4) 血分症状:血分症状,为整个温病中最后的最深重的阶段,因为热毒不解、熏灼血络,或热邪久羁而伤及真阴,所以症状表现上,可分为虚实两类。

1) 实:舌质深绛,斑疹透露(热邪进入血分,血热沸腾,从肌腠而出)、吐、衄、便、溺出血(血热火盛,逼血妄行,阳络伤上溢,为吐衄,下溢为便溺出血)等。这些症状的产生,是由于热入血分,逼血妄行,所以外则斑疹,内则吐衄便血。

2) 虚:舌质紫晦、神倦瘈疭(瘈:筋脉拘挛。疭:筋脉弛张,热邪入血,血受伤筋脉失于濡养)、脉气虚弱等,这些都是肝肾的虚象外露。章虚谷说:"其晦而干者精血已枯,邪热乘之故为难治。肾色黑,肝色青,肝肾色泛,青黑相合而见于舌变化紫晦,故曰肾肝色泛也。"

此外,我们要附带说明,邪入血分是疾病发展到极期现象,但这些现象并不要全部出现,只要两三种出现,就可称为邪入血分了。临床上往往也有兼气分证状的,但血分证状中每包括营分证状,正如张志聪所说:"营为血之气,举血可以赅营。"所以说:邪热侵入血分,实际上也就等于损伤了营气,因此我们在临床治疗时,就需要针对各个病情审因论治了。

以上所说的,是卫、气、营、血的证候分类,如果归纳起来,临床上我们又可以这样来掌握它,例如:邪在卫气,舌质无变化;邪在营血,舌质有变化。

2. 代表温病过程中轻重浅深的不同程度　根据以上的讨论,大家可以看出,所谓卫、气、营、血,是代表温病发展过程中,四个浅深不同的层次,最浅层的是卫分,其次是气分,再其次是营分,最深层是血分。但要注意的是,温热病的传变过程,绝不是像上面所介绍的那样机械地由卫到气,由营入血。因为感受温邪,有四时气候的不同,体质强弱的差异,但是症状表现总是在这四个类型中相互转化。

例如,新感是由表入里,由卫而气,由营入血,而伏气是由里达表。所以一开始,就发现营分症状或血分症状,或者是气分症状,如果伏气又兼新感,那更必须兼见卫分症状,这一点在"新感伏邪篇"已作了介绍,不再重复申述。

"卫气营血"的浅深层次及其证候的互相转变示意图,如图4-2、图4-3。

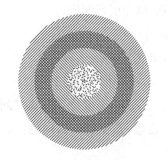

图4-2　表示卫、气、
营、血的深浅层次

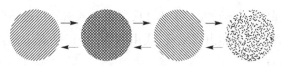

图4-3　表示感邪后的互相传化

▨ 表示邪在卫分　▧ 表示邪在血分　▨ 表示邪在气分
▧ 表示邪在营分　→ 表示新感内入　← 表示伏邪外出

3. 作为立法处方的依据　有了卫、气、营、血的划分,不但可以识别疾病发展的浅深轻重程度,同时在治疗上更可以作为立法处方的依据。

叶天士在《温热论》中说:"在卫汗之可也,到气才可清气,入营犹可透热转气……入血就恐耗血动血,直须凉血散血……否则前后不循缓急之法,虑其动手便错,反致慌张矣。"

这一段文字,充分地指出了我们在辨证施治时,必先了解病邪所在部位,是卫分呢,还是气分? 是营分呢,还是血分? 随证治之,方才不致动手便错。

章虚谷更有所阐述,他说:"邪在卫分,汗之宜辛凉清解,清气热不可用寒滞,反使邪不外达而内闭……故虽入营,犹可开达转出气分而解。"

根据以上原则,总体来说:

(1) 邪在卫分,发热恶寒,应用辛凉平剂(银翘散、桑菊饮),予以发汗(叶天士认为在卫汗之可也)。

(2) 邪在气分,不恶寒反恶热,应用辛凉重剂(白虎汤),清热邪保津液(叶天士认为到气才可清气),但不可早用寒滞之剂,用之正如章虚谷所说"邪不外达而内闭"。

1) 邪结阳明之腑:腹满,舌苔老黄或燥刺,应用苦寒通降(承气汤)。

2) 兼有卫分症状:清气中参以清解,如牛蒡、薄荷等。

3) 兼小便不利:参用竹叶、灯心、芦根等导水清热,不宜用泽泻、猪苓等分利之品,以伤阴液。

4) 邪未入营:切不可早用丹皮、生地等营分药物,以免引邪深入。

(3) 邪在营分,舌质红绛,应用清气凉营(清营汤)。

气营两解,可使营分之邪向气分宣达,从枢机转出气分而解。

这里必须说明一个问题,就是不论是否有气分症状,总须多少参用宣化清气之品以透热转气。正如叶氏所说:"入营犹可透热转气。"因为营是介于气血之间的枢机,邪热由气入营,或由营出气,正是表示病机趋愈、恶化、向外、向内的转折点。

如果营分证状神昏谵语较甚,热闭心包,则应急用清心开窍(至宝丹、清宫汤)以达内闭之邪。

(4) 邪在血分,如图 4-4。

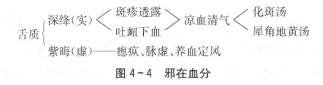

图 4-4　邪在血分

1）兼有瘀血：大便黑而易解，时欲漱口不欲咽，则应凉血之中佐以散血之品（犀角地黄汤加丹参、桃仁、琥珀等）。

2）动风发痉：应用甘寒咸寒、育阴参以潜镇（三甲复脉、大小定风珠）。总之，温病治法，首用辛凉解表，次用清透气热，或苦寒直折里热，终用甘寒或咸寒以增液救阴。此为温病过程中治疗的基本大法，但在具体应用上，必须根据卫气营血四者症状表现，进行辨证论治。

二、三　焦

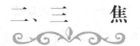

（一）源流

吴鞠通论温病，引用三焦分证，大体和叶氏用卫气营血的精神相同，同样是划分疾病的证候群，作为辨证纲领。三焦学说也是肇始于《内经》，现仍从《内经》有关方面来谈起。

《灵枢·营卫生会》："上焦如雾，中焦如沤，下焦如渎。"又说："上焦出于胃上口，并咽以上，贯膈而布胸中……中焦亦出胃中，出于上焦之后……泌糟粕，蒸津液，化其精微，上注于肺脉，乃化而为血……下焦者，别回肠，注于膀胱而渗入焉……"

据上引证，《内经》对于三焦没有说明是什么形状，但从文字方面可以看出它的功用是流通气血，沟通水道，而在部位上则已明显区分出上、中、下三个部位，温病引用它，其义即在于此。

（二）三焦运用于温病学说上的意义

吴鞠通仿《伤寒论》体例，作《温病条辨》，以三焦为纲，病名为目，他对三焦的运用是引申叶氏"仲景伤寒先分六经，河间温热须究三焦"之意，基本意义和卫气营血一样，也是作为临床上辨证施治准则。他说："上焦不治则传中焦，胃与脾也，中焦不治则传下焦，肝与肾也，始于上焦，终于下焦。"

他的运用是划分部位，说明疾病的传变，从而确立治疗方法，运用在临床方面归纳起来，约有以下几个方面的意义。

1. 代表各个不同的证候群（类型）　吴鞠通对三焦部位的区分，如图4-5。

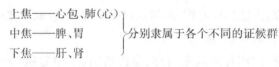

图 4-5　吴鞠通对三焦部位的区分

（1）上焦：温病初期到极期阶段，如图 4-6。

上焦 { 手太阴（肺）——头疼、发热、恶寒、自汗、口渴，或不渴而咳，脉动数，或两寸独大……
手厥阴（心包）——舌绛、夜卧不安、神昏谵语、舌蹇、肢厥……

图 4-6　上焦的证候

1）肺主气，属卫，所以上焦手太阴肺的见证，也就等于邪在卫分的症状。

2）心位居上焦，所以也划分在上焦。不过，心为一身之主宰。《素问·灵兰秘典》说："心者，君主之宫。"又说："膻中者，臣使之官。"膻中即心包，动静仰承于心，心包代心用事，故心不受邪，而包络代之。所以上焦除手太阴肺以外，另有手厥阴心包的见证。

吴鞠通说："心为一身之主，不受邪侵，以有包络之藩蔽也，故邪至则包络代受之。"邪入手厥阴，一般称之为"逆传心包"。什么叫逆传？温邪上受，首先犯肺，如邪不从外解，由肺而下传胃肠，也就是邪由上焦气分传及中、下二焦者为顺传；邪入营分内陷为逆传（直逼心营），因为营气通于心，而至心包。正如杨照藜说："肺与心相通，故肺热最易入心。"不过，这还是次要的，主要原因是心阴亏乏，温邪乘虚而入。所以《内经》上说"邪之所凑，其气必虚"就是这个道理。总之，所谓顺传，就是一种顺候；所谓逆传，就是一种逆候。也就是王孟英所说："邪从气分下行为顺，邪入营分内陷为逆。"但要说明的是，这里的神昏谵语，不同于阳明腑实，因为没有燥屎和胃家实，全是一派营阴被劫的现象，所以叫作逆传心包。

（2）中焦：为高热持续阶段，如图 4-7。

中焦 { 足阳明（胃）——发热、不恶寒、反恶热、日晡益甚、面目俱赤、语声重浊、呼吸俱粗、大便秘、小便涩、苔黄，甚则焦黑起刺……
足太阴（脾）——身热不扬、午后较甚、体痛且重、胸闷不饥、泛恶欲呕、大便溏、苔滑腻、脉缓……

图 4-7　中焦的证候

胃和脾同属中土，而症状上为什么有这样大的区别呢？因为阳明主燥，属实；太阴主湿，属虚；邪从燥化则属阳明胃土，胃为十二经之海，万物所归。因此，病邪传入胃肠,可能不会有什么意外传变。张仲景说过:"阳明居中,主土,万物所归,无所复传。"陆九芝也说"阳明无死证"就是这个意思。如果从湿化则属太阴脾土、湿性黏滞,最为氤氲缠绵,下图可以帮助理解(图4-8)。

$$
\left.\begin{array}{c}胃\\脾\end{array}\right\}土\left\{\begin{array}{l}燥——阳土——燥热炽盛——属实——易治\\湿——阴土——氤氲黏滞——属虚——难治\end{array}\right.
$$

图4-8　脾胃的属性鉴别

(3) 下焦:病势益进,为邪少虚多阶段,如图4-9。

$$
下焦\left\{\begin{array}{l}足少阴(肾)——身热、面赤、手足心热甚于手足背、口干、舌燥、\\\qquad\qquad齿黑、唇裂、溲短、赤涩、心中烦、不得卧……\\足厥阴(肝)——厥热交替、热深厥深、手足蠕动、心中憺憺动、\\\qquad\qquad瘈疭……\end{array}\right.
$$

图4-9　下焦的证候

1) 温邪久羁中焦阳明胃土,未有不克少阴癸水,因肾为水脏,邪热入肾,所以多见津枯水竭之象。例如,心中烦不得卧,即是水枯不能上济心火之故。

2) 肝属木主筋,肝木需得肾水滋养,而后能生机条达。所以说乙癸同源,如果肾水枯涸,不能涵木,那就会出现以抽搐、瘈疭为主的足厥阴肝经的动风症状。这正如《素问》所说的"肝气热,则筋膜干,筋膜干,则筋急而挛",就是这个道理。

以上,上、中、下三焦的划分,不过是分别归类各个证候群,以便作为辨证施治的依据。实际上温病发病过程,并不是机械地一定先从上焦开始依次而中焦、下焦;临床所见,有的一开始,就见中焦或下焦的症状。例如,暑风初起,即见厥阴肝经症状;湿温初起,即见太阴脾经症状。所以它们的传变,是无定型的。

2. 代表温病过程中病情的轻重和传变　三焦的划分,不仅代表各个不同的证候群,而且还用以说明疾病发展过程中病情的轻重和传变。

(1) 轻重:上焦轻,中焦重,下焦严重。

(2) 三焦所属各经的传变:温邪侵入人体以后,由于邪正交争,互为胜负,所以疾病的传变,也就有多种多样的不同。

现在我们根据以上的讨论,再结合吴鞠通的《温病条辨》、王孟英的《温热经纬》,总结出三焦所属各经证候的传变表解来帮助说明这个问题,如图4-10。

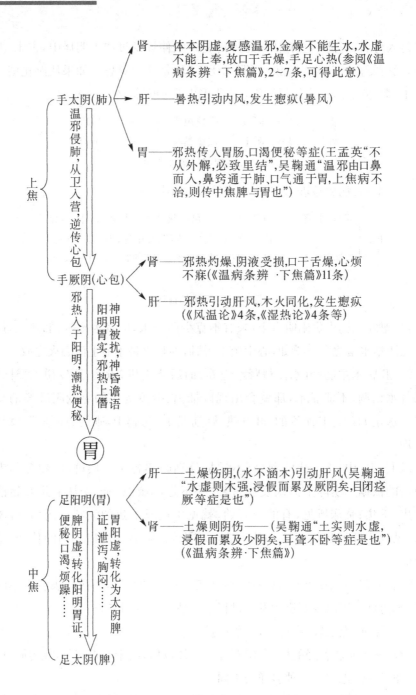

图 4-10 三焦所属各经的传变

3. 作为立法处方的标准　吴鞠通说：治上焦如羽（非轻不举），治中焦如衡（非平不安），治下焦如权（非重不沉）。也就是说，针对上、中、下三焦的不同性质，而分别决定用药的标准，这是吴氏对三焦温病治法的总则。我们明白了这一点，可以这样来理解它：比如治上焦心肺的病，治肺用轻清宣透，如银翘散、桑菊饮（用药宜轻清，而不宜重浊）；治下焦肝、肾之病，需要用滋填潜镇之剂，如三甲复脉汤、大小定风珠……以镇肝滋肾，育阴潜阳（宜重浊而不宜轻清）。

至于治疗中焦脾、胃之病，用药不可失于薄，亦不可失之于厚，要能补偏救弊，臻于中和，以发挥脾胃斡旋运化的功能。

脾，湿化太过，影响胃阳，则运化无权。

胃，燥化太过，影响脾阴，则发生饮食不甘、便秘等症。务使脾胃相和，阴阳相济，达到平衡。（表 4 - 1）。

表 4 - 1　三焦所属各经证治简明表

部　位	经　属	主　要　症　状		治疗原则
上　焦	手太阴（肺）	发热恶寒，自汗头痛而咳	轻清	解表宣肺
	手厥阴（心包）	舌质红绛，神昏谵语或舌蹇肢厥	宣透	清心开窍
中　焦	足阳明（胃）	发热不恶寒，汗出口渴，脉大	清凉	清热救津
	足太阴（脾）	身热不扬，体痛且重，胸闷呕恶，苔腻，脉缓	透泄	清热化湿
下　焦	足少阴（肾）	身热面赤，手足心热甚于手足背，心躁不寐，唇裂舌燥	潜镇	养血滋阴
	足厥阴（肝）	热深厥深，心中憺憺，手足蠕动，甚则瘛疭	滋填	养肝熄风

以上是划分上、中、下三焦作为治疗的标准。根据这个标准，立法处方，就有了一定的准绳。

三、三焦与卫气营血及六经的相互关系

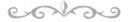

三焦与卫气营血以及六经，都是一种划分疾病类型的辨证治疗方法，虽然，表面上看，三者的名称各不相同，但是它们之间，是有相互通假的共同之点。例

如,邪在伤寒太阳经的时候,其症状的表现,就相当于三焦中的上焦证(手太阴肺)和营卫气血中的卫分的症状。

到了邪入阳明经的时候,其症状表现,也就相当于中焦和气分的症状。

其他,如邪初离卫分,或逗留气分不传,发生寒热往来症状的时候,基本上和邪在少阳,没有什么两样。正如叶天士所说:"气病有不传血分,而邪留三焦,亦如伤寒中少阳病也。"

此外,如阳明经的发斑情况,实际上,也就相当于邪入气分而又兼血分的混合类型。

可见三焦和卫气营血以及六经,虽然它们的名称不同,但是它们之间,却是可以互相通假的。因此,如果机械地把它们截然划分,各自孤立,彼此不相通融,那便是一种错误的门户之见。但是,也不等于说,伤寒六经可以代表了营卫气血和三焦,或卫气营血和三焦可以代表了伤寒的六经,成为三位一体,正因为六经是伤寒的辨证纲领。卫气营血和三焦是在六经基础上发展起来的一种温病学说的辨证纲领。伤寒和温病中,具有高度疗效的方剂,和各种不同的治疗法则,都是根据各个辨证纲领而制定的。我们如果废弃了两种,单留一种,或者是三者归并为一种,那么,对于这些方剂的运用和治法的采取,便会失去了依凭。所以,在目前来说,卫气营血和三焦以及六经,都应该保留,而不可偏废。

总而言之,三焦和卫气营血以及六经,都是一种辨证论治的纲领,在临床上,各具有一定的作用,不可偏废,如图4-11。

在临床上,如何掌握运用三种辨治的理论?我们认为问题的主要关键,是要以症状的鉴别作为选用的标准。例如,一个表证,如果发热恶寒,苔白,脉浮紧,属于寒性的,我们就要从《伤寒论·太阳病篇》中选择治疗的法则和方剂;如果症见发热微恶寒,口渴,脉浮数,属于热性的,那就必须从温病学说中——上焦或卫分的治疗范畴中,选择合拍的治疗法则和方剂。

举此一隅,余可类推。

所以说,三焦和卫气营血的辨证方法,不但不是六经的蛇足,相反地,是充实了六经的辨证内容,是更进一步发展了辨证的方式方法。

因此,我们从医学发展的观点来看,这种三焦和卫气营血辨证方法的确立,正是中医学说向前进展的一个明显标志。

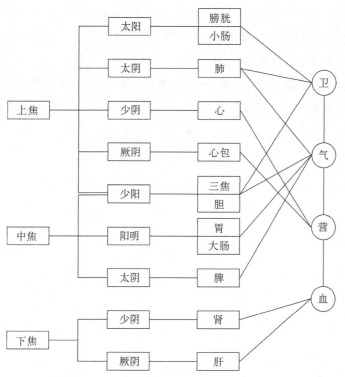

图 4 - 11　卫气营血和三焦与六经的关系

小结

通过以上对卫气营血与三焦从源到流的讨论，我们可以得出下列几点结论。

（1）温病学说中的卫气营血和三焦理论，虽导源于《内经》而论说大有区别。

（2）温病学说中的卫气营血和三焦都是用来归类证状、划分病期、指示病位，便于辨证治疗，它和《伤寒论》六经的基本规律，初无二致。

（3）在治疗中不反对使用经方，同时创造了不少方剂，从而可以说明所谓"经方派""时方派"，实际上都是不存在的。

（4）卫气营血和三焦，不能不牵涉到六经，同时两者之间也往往互有关联。我们可以这样来理解它:上、中、下三焦,不能无卫气营血的分辨,卫气营血也不能离开上、中、下三焦的存在。

(5) 它们都是从《伤寒论》六经的基础上发展起来而扩充了内容,完成了温病学说整个理论体系。

第五章

辨 舌 验 齿

一、辨　　舌

(一) 概说

1. **舌诊源流略述**　辨舌在望诊中是一个重要部分,它的历史是很久的。在《内经》里,便有关于舌诊的记载。如《刺热论》:"肺热病者……舌上黄……"在《伤寒论》中也有白苔、黄苔、舌燥、舌滑等的记载,如"阳明病……舌上白苔者……"(230 条)虽论述不多,而凭舌辨证的法则,却给予后世医家树立了舌诊的规范。

元代敖氏著《金镜录》36 舌(原 12 图,杜清碧又增补 24 图,合为 36 舌)这是我国论述辨舌最早的一部专书。

随着医学不断地发展,到了明清及近代,关于舌诊的论述更多,辨析更为详细。例如,张廷先《伤寒舌鉴》120 舌;王文选《活人心法》内有舌鉴一卷(合张氏120 舌);梁特岩将王氏原文逐条辨正,更为精细,著《伤寒辨舌》135 舌;徐洄溪《舌鉴》129 舌,皆可资参考。同时,叶天士《温热论》、章虚谷《医门棒喝》、吴坤安《伤寒指掌》等方书中,都对舌诊作了专题的论述和发挥。尤其是叶氏《温热论》中的舌诊论述,对温病的辨舌验齿,树立了旗帜,在《伤寒论》辨舌的基础上,有了进一步的发展。

至于近代刘吉人《察舌辨证心法》、曹炳章《辨舌指南》,用彩色绘图,更便于舌苔的识别(关于舌诊的来源,在诊断学中,还要详细介绍,在这里不再多谈)。

2. 舌与内脏的关系　我们要能掌握舌诊的运用,首先要对舌与内脏的关系,有充分而正确的认识。舌和内脏的关系是很密切的,因为心开窍于舌,舌为心之苗;同时肝脉绕于舌,脾脉连于舌本,肾脉挟舌本。所以在脏腑功能正常血气畅通时,舌色便呈现全舌红活、浓淡均匀、不浅不深的红润;如果脏腑有病,就可直接反映到舌苔上来。根据舌苔的变化,可测知内脏的病变。所谓"有诸内,必形诸外",实在是不错的。

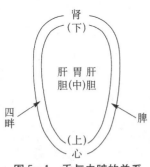

图 5-1　舌与内脏的关系

既然舌与内脏的关系很密切,因此脏腑在舌部的隶属上,是有一定划分的。根据前人的综合,其主要的划分为:满舌属胃,中心亦属胃,舌尖属心,舌根属肾,两旁属肝胆,四畔属脾(图 5-1)。又,舌尖属上焦,舌中属中焦,舌根属下焦。

关于舌与脏腑隶属的划分,似乎有些机械,但在临床上,往往根据某部见某色,结合其他脉证,来辨证论治,也会获得显著的效果。例如,舌心黄腻——胃中湿热,舌尖红赤——心热。

3. 辨舌在温病临床上的重要意义　辨舌在临床上,是不可缺少的诊断方法之一,尤其对于温病的诊断,更具有特殊的意义。因为温热之邪,最易伤津,察舌苔之润燥,辨舌质之荣枯,可知津液之盈亏。而且温病内热壅盛,间有阻塞脉道,以致脉诊有时不足凭,尤须赖舌诊之帮助。

例如:中暑病人,脉伏肢凉而用白虎,乃凭舌诊。所以总的来说,舌诊在温病临床上,有以下几个方面的作用:①分析病位之表里;②诊断病情之寒热;③观察内脏之虚实;④确立治病的原则(图 5-2)。

```
        ┌ 苔薄白而不润,舌边尖俱红——表(伴有发热恶寒,头身疼痛……)——外感风
        │     温——辛凉解表
例如│ 黄苔燥刺 ┐    ┌ 热(伴有高热、脐腹硬痛、便秘……)——阳明腑实——苦寒通降
        │ 黑苔滑润 ├里┤ 寒(伴有口不渴、舌不紫赤、肢凉便溏)——虚寒——温经回阳
        └ 舌质浮胖娇嫩——肝肾阴虚(伴有烦躁不寐,脉细数……)甘寒滋水
```

图 5-2　舌诊举例

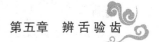

总之,舌诊在临床上是很重要的,正如前人吴坤安所说:"病之经络脏腑,营卫气血,表里阴阳,寒热虚实,皆形于舌。"所以无论在辨证方面,还是在治疗方面,舌诊都是不可少的重要环节。

4. 本篇讨论范围　本篇的讨论,是分为舌和苔两个方面,苔分白苔、黄苔、黑苔、灰苔;舌分红舌、绛舌、紫舌、蓝舌,主要是着重于有关温病方面的探讨,不过有时为了进一步分析对比,也有涉及温病范围以外的舌苔。

(二) 舌苔

舌苔,舌是舌体本身,苔是指舌面的苔垢。

吴坤安:"舌之有苔,犹地之有苔,地之苔,湿气上泛而生;舌之苔,胃蒸脾湿上潮而生,故曰苔。"

1. 白苔　白苔主表、候卫分之邪,但白苔有寒证、热证之分。属寒者,舌苔薄白而润,舌不红赤,这是外感风寒之邪,宜辛温解表;属热的舌苔,薄白而不润,舌边尖红赤,这是感受温邪的征象,宜用辛凉透散。

(1) 苔薄白而干:表未解而津已伤(凉散中佐甘凉生津之品,如鲜沙参、花粉、荷叶露、芦根汁)。

凉散之剂,可以解在表之温邪;佐以生津之品者,因其津液已伤。但亦不宜过用,恐柔润之性,容易滞腻壅邪,夹湿病人,每致留邪不解,淹滞难以转化。

(2) 苔白厚而干:津伤而湿不化(宜甘淡渗湿,甘守津还,如甘草、滑石之品)。

邪热蒸灼,津液疏泄,甘草性缓而守,使邪热缓和,津液不疏泄太过。苔白厚而干难治,凡苔腻厚者,必有湿浊,燥湿则伤津,养阴则又助湿,用药应注意化湿不伤阴,养阴不助湿为原则(甘草守津不碍湿,滑石利湿不伤阴)。

(3) 粉苔:白苔厚腻如积粉,舌质紫绛。

厚腻如积粉,是秽浊已重之象;舌本紫绛,是邪热为秽浊所闭,热邪不得透达。

对于这种舌苔的治疗,一般可用吴氏达原饮加减透达;如舌变黄燥,为疫邪入胃,加大黄下之;如变黑色,承气攻之;势甚者,其舌一日三变,由白而黄而黑,当速下之。

(4) 砂苔(水晶苔):舌上白苔,干硬如砂皮。

因在白苔时,津液干燥,于后邪虽入胃,而不能变黄,应从攻下(瘟疫初起多

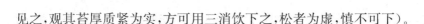

见之,观其苔厚质紧为实,方可用三消饮下之,松者为虚,慎不可下)。

(5)白霉苔:满舌白底,或生糜点,像碎小饭粒一样,弥漫全舌,由于胃体腐败所致,急以甘淡养胃,冀其胃气醒则糜点自化,或有可救。

如口气秽恶,汤水难咽,糜点拭去复生,小便不通者,为化源已绝,多致不救(多见湿温、温毒、伏暑、赤痢后期)。

总之,白苔主表,为邪在卫分。以苔的厚薄言,苔薄为表邪轻浅,苔厚为邪气已深;以舌津润燥言,润为津液未伤,燥为津液已耗;苔白润舌不红赤为寒,苔白燥舌赤为热。白苔不可下,是言其常,砂苔可下,是言其变。白苔一般是病情轻浅,但是白霉苔,却是死候。

2. 黄苔　黄苔主里,但应注意有带白不带白的区别,如果黄中还带一分白,就是还带一分表证,必须是纯黄无白色,才是全部离表入里。

(1)黄白相兼:邪在卫气。

气分郁热虽有里结之势,但表邪尚未尽透,或是湿遏热状,宜辛凉开泄,宣透气分,不可轻投三黄之苦泄,以免引邪入里。

(2)苔黄而燥:邪入阳明。①高热,烦渴引饮,脉洪大。甘寒濡润,清热生津。②若苔黄燥刺,伴有脐腹硬满胀疼、便秘。苦寒下夺,泄热救阴。

(3)宜下之黄苔

1)伤寒方面:须有地之黄,焦黄起刺如沉香色,老黄或灰黄,中有断纹,脐腹硬痛便秘——阳明实热内结。

2)温病方面:干黄欠润,质地坚敛,紧贴舌面,即应下夺,所以在热结旁流,自利灼肛,或泄粪如酱,秽恶难闻者都可用下法。

温病的下法,一般是不嫌早的,这因为温病乃温邪所犯,最易化燥化热,故宜时时顾护津液,以"存津液"为治疗上的第一要务(详细原因,待治法概要章再作介绍)。

(4)不宜下之黄苔

1)苔黄滑润(虽热而不结,或为湿伏于内)。

2)苔黄虽厚而轻松,刮之即去(邪深而不实)。

3)湿温苔黄腻,虽脘闷痞胀,不可下(内有湿热闭郁,气机不转,宜芳香化浊)。

总之,黄苔主里,一般属实属热,治之宜下。但也有虽热而不实,或湿热闭郁于内,所以在治法上,有时是不宜用攻下的。

3. 黑苔　黑属肾色,舌见黑苔,乃肾经液燥水涸,为病入危险阶段。

(1) 黑苔燥刺:伴有舌质干涩苍老,脉沉数有力,腹满疼,便秘。大热大毒之候。宜增液承气加金汁黄连,清热解毒,急下存阴。

(2) 苔焦黑芒刺:脉虚数或微细,胸腹无胀满感。内热炽盛,真阴衰竭。咸寒壮水,急救真阴。

舌苔变化到此地步,病情非常凶恶,但也不是全无生望,可用布片蘸薄荷汤,揩去芒刺,若底见红色者可救,若舌底也黑,乃肾阴已竭,脏色全露,病属不治。

(3) 苔黑舌淡:湿温后期,由于邪毒深入营血,灼伤阴络,大量下血,以致亡阳虚脱(烦躁汗出),舌质突变淡白无华,而黑苔仍未转化,应舍苔从舌。先服独参汤益气固脱,继服桃花合黄土汤,以回阳固脱。

对于这种舌苔,必须辨苔察舌并举,才能找出其虚脱之关键(当然要结合辨证),然后作出回阳固脱的紧急处理,如果仍拘于黑苔,作热证治之,再恣意投寒凉之剂,那便误事了。

(4) 苔黑而润:色黑而深度不浓,或黑中带灰,滑润有水分,舌质不紫赤。伴有肢凉,便泄,不渴,虚寒之候。

王孟英:"凡虚寒症,虽见黑苔,其舌必润而不紫赤,识此最为秘诀。"

在这里要说明的,个别胸膈素有伏痰的人,在患新感温病时,除有发热胸闷之外,一开始便舌色黑而润;不过病者喜热饮,无险恶症状,只要在辛散中佐以辛温或辛滑开泄之品,伏痰一化,苔黑自退。

(5) 染苔:吃酸涩食物如杨梅、橄榄等能使苔黑(但润而不燥,刮之即去),这种苔色,不是随着病情转变而来的,是染上去的假色,称为染苔。遇到这种情况,不能被其假色所惑,必须经过询问,治疗才不致有误。

总之,黑苔虽有实热虚寒之不同,但在温病中毕竟是实热多而虚寒少,除舌灰而润,黑而润,舌质不紫赤或胖嫩为虚寒证外,其余如由黄苔转黑,或黑而燥刺,均为温病火热伤津之症,俱宜急下存阴。此外,不宜轻投苦寒,免从火化,宜用大队壮水之品,急救其阴。

4. 灰苔　较黑苔为轻,是由黄转黑的过程中出现的,它的诊断意义大致和黑苔相似。

舌苔小结:关于舌苔的出现,是有寒热虚实的不同,它的鉴别方法,全在舌面的润燥、颜色的浓淡、舌质的老嫩、形状的浮胖和坚敛等处着眼。

总之,属实属热——大都坚敛苍老而干燥,属虚属寒——大都浮胖娇嫩而润滑。

(三)舌质

1. 红舌　正常舌质本是红色,但须全舌红活,浓淡均匀,不深不浅,才属正常。这里所说的红舌,是比正常舌色深一些的现象。在临床上,除寒证不见到红舌外,凡属热证,无论表里虚实,都能见到。因此,辨红舌宜从红的程度上辨别热势的轻重深浅。

(1)淡红嫩红,或是白中带红:温邪之轻者(邪在气分)。

(2)鲜红深红(绛):温邪之重者(邪在营分)。

(3)镜面舌:舌质嫩红,看去似乎潮润,扪之却很干燥,口渴甚者,是津液枯竭,宜增液养阴。

若屡服增液养阴之剂不效者,乃阴液大亡,气机不振,津液不能上溉舌本,可在大队养阴药内少加砂仁、蔻壳之品,则舌上反可回津。

(4)红兼黄白苔(舌面不燥,舌中还见黄苔或白苔):上焦气分郁热未尽,津液不能布化。宜辛凉清气,使邪外达(不宜早用寒凉滋腻的血分药,否则反而引邪入里,贻误病机)。

(5)舌红嫩胖,脉沉迟或洪数无根:格阳证(温病中少见)。

2. 绛舌　邪热由气入营,舌色必绛,所以由红转绛,便知邪渐深入。

新感和伏邪,都有绛舌,但新感系由苔白舌红逐渐转绛;伏邪初起,往往舌绛无苔或少苔,经清营透泄后,转出气分,才布上薄苔,绛色转淡。

(1)绛兼黄白苔:阴津未伤,而气分之热邪已有侵袭营分血分之趋势,治宜清气透营,透邪外出。不可单纯凉血,因为大凡血分之药,大多具有阴柔滋腻的性能,有壅热留邪之弊,若邪热郁结气分,尚未完全入血分之前,如轻投大队血药,反而引气分之邪内陷,不能透达。所以,叶天士先生指出"乍入营分,犹可透营泄热,转出气分而解"的治疗方针。

(2)绛而润泽:时时谵语,胸脘痞闷,脉滑,属痰热内闭。宜清热佐以**逐痰**,如玳瑁玉金汤去紫金片,加万氏牛黄丸,或至宝丹。

(3)绛而干燥:火邪劫营,胃阴告竭,宜犀角地黄汤加石斛、玄参、花粉……

病情至此,多属危险,如能凉饮,胃阳尚存,如拒凉饮,胃阳已竭,不可救药。

（4）舌光绛如镜：心营被灼，胃津亦将告竭，急用甘寒滋润，大剂频服，若转红活，尚有生望。否则无效。

王孟英用炙甘草汤去姜桂加石斛、蔗汁，易饴糖。

（5）舌绛难抵齿：痰热内结，舌根被阻，极易窜入厥阴，须速服清热豁痰，宣窍通络。否则灵窍一闭，神志遽昏，那就要加入清营开窍之品；或者内风一动，抽搐频作，那就要清热定风。

病久或新病出现绛舌（新感或伏邪），这是邪在营分、血分之特征，如图5-3。

$$\text{绛舌——邪入营血} \begin{cases} \text{绛而鲜泽——肾阴未竭——易治} \\ \text{绛而干燥枯萎——肝肾两伤——难治} \end{cases} \text{宜清热养阴，忌发汗和利小便}$$

兼黄白苔——清气透营，但兼白苔——辛凉解肌表之邪，尤须加入清泄营中之品

图5-3　绛舌——邪入营血

3. **紫舌**　紫色较绛色更深，由绛变紫，热毒更重。

（1）苔焦紫起刺如杨梅状：伴有大便秘结，乃大热大毒之候，急以清热解毒下夺，以更衣丸下之，加金汁人中黄之类，大清大解之。

（2）紫如猪肝色，暗晦无津：肾阴已涸，肝肾色泛，病多难治，但病者还有一线生机，都宜抢救之，如兼表身热，以桑菊饮加阿胶、枸杞治之，身不热者，以集灵膏加白芍治之。

（3）紫暗舌：扪之湿，素有瘀伤宿血（胸胁脘腹必有刺痛之处，口燥漱水不欲咽）——偶患温病，舌必紫暗，治宜清营凉血中加活血化瘀之法，如琥珀、丹参、桃仁、丹皮、生地……

（4）紫而胖大，中心干黄：酒毒攻心（多为嗜酒之人），治宜清热去湿解酒。

总之，凡是由绛而紫，多属热；如果不由绛而转紫，仅淡紫青滑者，多属寒证。

4. **蓝舌**　蓝舌在临床上是比较少见的，但温疫和湿温的后期，由于热邪不得透达，间或见到此舌，蓝是青的深色（青绿合色）。舌见蓝色，多半与肝脏有关，此为脏色外露，故病属险恶。

蓝而有苔，或黄或白，证虽垂危，而胃气犹存，生机未断，蓝而无苔，胃气已

绝,多难挽救。

蓝舌在温病中的确少见;而在杂病中亦属不多,一般妇人妊娠见到蓝舌,为胎死腹中,癫痫或胃痛剧烈的,有时见到蓝舌,这是由于瘀血停聚或肝气不舒所致,如图5-4。

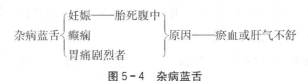

图5-4 杂病蓝舌

小结

舌苔舌质讨论到这里暂告结束,现在简单归纳如下,如图5-5~5-9。

(1) 舌苔,如图5-5。

薄——邪轻
厚——邪重 ｝ 邪的深浅
腻——痰湿
腐浊——秽恶

图5-5 舌 苔

(2) 舌色,如图5-6。

淡——虚
红——热轻 ｝ 热的轻重
绛——热重
深绛——热深重

图5-6 舌 色

(3) 舌津,如图5-7。

燥——津伤 ｝ 津液的荣枯
润——津不伤

图5-7 舌 津

(4) 舌体,如图5-8。

坚敛——实 ｝ 体质的虚实
胖嫩——虚

图5-8 舌 体

(5) 有苔和无苔,如图5-9。

有苔——胃有生气 ｝ 胃气的有无
无苔——胃无生气

图5-9 有苔和无苔

总之,卫分、气分之病变,多反映在苔上,营分、血分的病变,多反映在舌上。

此外如舌斜属风,舌短属火,舌胀属湿……在临床诊断上都有参考价值。

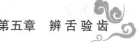

二、验　齿

齿是骨之余,龈为胃之络,胃脉入系上龈,大肠入系下龈。温热之邪,不灼胃津,必耗肾阴,故验齿对温病的诊断,是有相当价值的。

1. 结瓣　是牙齿和齿龈上结有如花生衣瓣样的物质,且能撕下来,即名结瓣。它的生成,是由于温邪深入,侵犯血液,血随经络游移而结于齿与龈之间。

（1）紫如干漆:阳明血,热邪耗劫胃津,苔黄舌绛而燥,高热口渴,可清可泻,安胃为主(白虎承气)。

（2）黄如酱色:少阴血,热邪劫灼肾阴,舌绛苔黑,神昏烦躁,治宜救肾为要(清宫、增液)。

2. 齿燥　牙齿的干燥与否,可知津液之有无,更直接关系到胃津肾阴的存亡。

（1）光燥如石:有光泽,胃津虽干,肾气未竭,若胃热甚而反恶寒者,为阳气内郁,表气不通(卫气偏胜),治宜辛凉泄卫透汗。

（2）齿如枯骨:无光泽,肾液已涸(舌必干绛),治宜大剂咸寒救肾。

（3）上半截润:下半截燥,火盛水亏,水不济火,治宜泻南补北,以黄连阿胶汤治之(上半截润,胃津养之;下半截燥,由于水不能下滋其根)。

3. 齿垢　是肾热熏蒸,胃中浊气所结成的(宜黄连阿胶汤,或增液加黄连治之)。

（1）齿焦有垢:肾虚火盛,而胃液未竭。邪热甚者,微下其胃热;肾水亏者,宜玉女煎以清胃救肾。

（2）齿焦无垢者:死。齿焦者,肾水枯,无垢者,胃液竭也。

4. 齿缝流血

（1）齿缝出血而肿痛:胃火冲激,因胃脉络于龈,胃火冲激故痛,宜甘寒清胃。

（2）齿缝出血而不肿痛:肾火上炎,龙火内燔,宜咸寒滋肾。

5. 其他　咬牙啮齿:内风鼓动,欲作痉厥,有虚实之分,如风痰阻络为实,胃虚无谷以养为虚,又有因阴虚而致者。

病久虚损而咬人者,必肾气绝不治。

小结

辨舌是望诊中重要的一环,历代医家是很重视的,所以不但在经典著作里有舌诊方面的记载,而且自元代敖氏《伤寒金镜录》刊行之后,打开了舌诊专书的先河,以后便陆续有所发展。不过在清以前,温病混淆在伤寒之内,舌苔对温病的诊断作用,仍未得到应有的发挥。

到清代,由于温病学说的成熟,舌诊在温病临床中才占有重要的地位,如叶香岩《温热论》中的辨舌法,便是温病学说讨论舌诊的代表作品,纠正了过去偏重于伤寒的倾向,对温病的临床诊断做出了很大的贡献。

验齿一法,见于叶氏《外感温热论》,其中有云:"温热之病,看舌之后,亦须验齿,齿为骨之余,龈为胃之络,热邪不燥胃津,必耗肾液……"叶氏的这一种创见,不但提供了帮助诊断之法,而且是温病后期用药的可靠依据,对推断疾病的轻重吉凶,的确起了很大的作用。

辨舌验齿之法,固然是内容很细致,但其主要方面,不外乎津之润燥,苔之有无或厚薄,质地之坚敛或浮胖娇嫩,色之变化若何。如果能明乎此,则病势之深浅寒热,内脏之变化,便可以得到大概的认识了。

辨舌验齿在临床诊断上,固然有很大的价值,但也不能忽略了其他的脉证,只有从四诊中全部所得的材料加以综合分析,才能得到正确而全面的诊断,这是应该注意的。

第六章

辨斑、疹、白㾦

斑、疹和白㾦,不是单独的一个病名,而是热性病发展过程中常见的症状之一。它们都是出现在温热病的中期或后期,接近严重阶段。根据古人文献上的记载,结合临床上的观察,从它们的形态、色泽及部位等方面,可以辨别温病的轻重浅深和预后的良恶。所以在诊断上具有重要的价值。

一、斑、疹、白㾦的成因

斑、疹、白㾦的病理机转和形成的原因各有不同,为了便于介绍,所以分别来加以讨论。

(一) 斑

前人对发斑的成因,已论述甚详,但归纳起来,不外失治、误治及伏温逼血外窜等方面。

1. **失治——胃热灼血** 陈尧道说:"伤寒发斑,皆因失于汗下热毒内攻,不得外散,蕴于胃腑,而发于肌表。"从陈氏的记载来分析,可以看出,凡温病初起,邪在卫分或已传入气分的时候,没有及时使用适当的发汗或攻下的治疗,反而失去治疗的时机。因此,邪热就蕴结在阳明不解,燥热鸱张,充斥内外上下三焦而势必波及血分,燔灼不已。此时热实表虚,因而热毒即乘虚迫血外出，发而为斑。

2. 误治——液涸血燥　在治疗温病的时候，首先应辨清是属新感还是属伏邪，然后再选立治疗方法。因为温是阳邪，本易伤阴，如果误治以后，可以引起阴伤血燥，邪热燎原，内入燔灼营血，而导致发斑。陈长卿说："伤寒发斑有三，一曰下之太早，二曰下之太迟，三曰已是热证投热药，三者皆令人发斑。"从这段记载，结合张景岳所说："凡邪毒不解，直入阴分，郁而成热，乃致液涸血枯，斑出肌表，此实毒邪锢结，营卫俱剧之证也。"两者综合一下，就可体会出，温热发斑，亦因误治而引成的。

3. 伏温逼血外窜　伏温的机转，是由里达表，当其尚未化热出表以前，邪伏在血分时，阴营已受邪热所燔灼，迫其化热外达气分，出现热势鸱张，那么营血更被蒸逼，如果阴津尚充，血随热出，必然外透于肌表，发为斑点。所以陶华说："阳热内燃，蒸褥外迫，热毒入胃，皆发发斑。"柳宝诒说："伏温外窜血络，其在于胃，胃主肌肉则为斑。"这都是观察伏温发斑的经验结论。

（二）疹

发疹原因，总的来说，是由于肺受风热折入营分所致。例如，吴坤安说："疹子悉属风热。"邵仙根说："疹因肺受风温而出。"从吴、邵两氏的论述，再结合温邪上受，首先犯肺的理论，更可以说明。但是风热，治以辛凉，本不足以发疹，而其发疹原因，概由误汗血燥，不能蒸汗，使邪外达，更令表虚，邪热就乘虚直走营分。蒸郁既久，复循表虚而出，发为红疹。所以何秀山说："大率由温热兼寒，初起不敢用辛凉开达，仍拘守伤寒成法，恣用辛温燥烈之药，强迫邪热走入营中而发。"吴鞠通说："太阴温病，不可发汗，发汗而汗不出者，必发斑疹。"何、吴二氏之说都指出了风热发疹是由误汗表虚血燥所形成的。

（三）白㾦

发白㾦的原因，不外是湿热失于清化和误用滋阴两种。

1. 气分湿热，失于清化　叶天士说："湿乃有形之质，热为无形之气，有形之湿化，无形之热自退。"所以当湿热之邪，逗留在肺胃气分的时候，若治疗失于清化，郁结既久，湿中生热，热亦伤气，而气不化湿，如果不传及他经，仍在气分不解，其邪常自胃达肺，由肺出表，随汗外泄，而发为白㾦。杨兆黎说："湿热素盛者

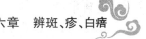

多见此证。"屠曦说："盖温热暑邪病中，有此证者，必兼湿为多。"从杨、屠二氏的记载说明，温病发白㾦，是湿热郁滞失于清化所致。

2. 温邪夹湿，误用滋阴　温邪夹湿，本应清热渗化为治，若因辨证不清，而误用滋阴柔润之品，如玄参、麦冬之类反使湿邪留滞，导致汗出不彻，或有汗不解，湿郁热蒸，有如罨曲造酱，若其人营分不受邪侵，势必还出气分，发为白㾦。

二、斑、疹、白㾦的性状与鉴别

斑、疹和白㾦，虽然都是温热病的外候证状，但是从它们的属性来说，斑则毒深而重，疹则毒浅而轻。例如，叶天士说："斑属血者恒多，疹属气者不少。"章虚谷说："热闭营中，故易成斑疹，斑从肌肉而出属胃，疹从血络而出属肺。"陆子贤说："斑为阳明热毒，疹为太阴风热。"从这些引证来分析，就可完全理解它们的性质，就是说营分邪热是肯定的，而斑毕竟是属于血分，而偏于里；疹则属于气分，而偏于表。有时在临床上每每将斑、疹混称，实质上两者在形状的鉴别上，古人早已描述得非常详尽。例如吴坤安说："斑者有触目之形，而无碍手之质。"邵仙根说："疹发于皮肤之上，起有颗粒，如粟如粒，以手摸之，有尖刺而触手者也。"

综合古人的引证，结合临床上的观察，若点大成形，斑斑如锦纹，平摊于皮肤之上，抚之不碍手者为斑。如云头隐隐或见琐碎小粒，高出于皮肤之上，形如粟米，抚之触手者为疹。在部位方面，斑和疹都以胸、腹、背部为多，四肢虽有不密，在消退情况方面，斑不脱皮而疹则脱皮，以上几点，稍加留意，即可识别。

至于白㾦为湿热久留气分酝酿而成。屠曦说："温热证中，每易发出如粞如粟，色白形尖者，谓之白㾦。"因此，所谓白㾦，是一种色白透明或半透明而呈圆锥形，有浆液的小粒水泡，既似粟米，又类珍珠，抚之触手，多见于胸、腹、背、腋部，颈项更多，四肢少见，消退后有皮屑脱落的特征，而异于色红的斑疹。

兹为进一步说明斑、疹、白㾦的形状及部位，特归纳一表，示意如下，以助记忆，如表6-1。

表 6-1　斑、疹、白痦形状和部位鉴别表

分类	形　状	部　位	消退后	备　注
斑	点大成片,平摊于皮肤,视之有形,抚之无物而不触手	胸、腹、背部与头面居多,四肢不多见	不脱皮屑	恶化时,每每发现溃烂——称烂斑(危候)
疹	琐碎小粒,高出于皮肤,形如粟米,其色红,视之有形,抚之有触手感	同斑	脱皮屑	
白痦	圆锥形白色透明或半透明小粒水泡,形如粟米,又类珍珠,视之有形,抚之有触手感	胸、腹、腋部居多,颈项更密,四肢少见,面部独无	脱皮屑	

三、斑、疹、白痦的诊断意义

　　温热病见到斑、疹、白痦,是病邪外达的好现象。但是在临床上除了观察斑、疹、白痦的形态和色泽而外,同时必须结合其他脉证,才能全面了解其热毒的轻重浅深,这是临床辨证不可忽视的重要环节。

(一) 斑、疹

　　1. 未透之前　斑和疹两者都具有营分症状,如身灼热,烦躁,舌质红绛,脉洪数或细数,神昏,耳聋……根据古人文献记载,并结合临床经验,如果伴有心烦瞀乱,为发斑之前兆;伴有胸闷、咳嗽,则为发疹之先声。

　　2. 已透之后

　　(1) 形态

　　1) 稀疏繁密:斑疹初透时,斑点稀疏,均匀清楚,出齐后又逐渐消退,这是热毒轻浅之象。如果初出就繁密如饼,视之几不可辨清颗粒,或甫出即隐,此属热毒深重之征。从杨士瀛说"斑疹稀疏,色常鲜红者,易治;或如锦纹,隐起饼搭者,难治"的记载来看,正说明稀疏繁密,恰为热毒轻重浅深的相对性结语。

　　2) 松浮紧束:斑疹透发,松浮如洒皮肤,没有根脚,此为热毒无根,已经外透。即松浮而色黑成片者,若经清热凉血,亦可色转证轻。如果初透时根脚就不

清、细小如粟、紧束如履透针、如矢贯的，这是营血热毒，锢结根深，邪已内隐之象。所以余师愚对此就极为重视，他特别指出，"斑疹一见，苟能细心审量，神明于松浮紧束之间，决生死于临证之顷"，从这一点看来，斑疹的松浮紧束，对判断温病预后又是如何的重要。

（2）色泽

1）红、赤、紫、黑

红——由于血体本红，所以红是斑疹的正色。若见淡红而润，这是热毒不深；若鲜红娇艳，或淡白干滞不荣，是为津液被灼，血热炽盛。

赤——赤即深红之象，较红色为剧，此为血热甚重，凉血后即可色转淡红。若色赤而艳如胭脂，这是血热之极，比深红更为凶恶，必须大剂凉血之品，始可色渐转淡。

紫——斑疹紫赤如鸡冠花者，此为火毒炽烈，燔灼营血。若点大者，属胃；点小者，属心。临床见此，若不急于凉泄，必致变黑转危。

黑——黑斑十死一生，此为朱肱、王焘等人概言凶恶的危象。然黑色亦有可治者，例如，黑而光亮，或隐隐发黑，四旁赤色，虽说热毒极盛或不治，但其气血尚属有神，若依法治疗，用大清热毒之法，或有可救之望。至于色黑而晦滞，或初起便如黑痣，此属热极血瘀，阴营消耗殆尽，则多死不治。

2）营活晦滞：斑疹敷布，皮肤润泽，营活而洋溢有神，此为热毒轻浅，营血流畅，阴津尚足，邪透于外为佳。若干滞青蓝，晦暗无神，或初发色红，逐渐微黯，日久转甚，面色肌肉鼍晦者，此皆热劫阴营，血枯液涸，正气败竭，必死不救。

（3）脉证：斑疹初透时，身热脉数，神情清朗；透露后，身热渐退，起卧安然，脉静身凉，此为营热外达，外解里和，正胜邪却的佳兆。反之，若初透时便神志昏糊，或甫出即隐，透露后高热烦躁，昏谵，大便自利，或短气，或二便不通，脉躁疾或沉小，此为热毒极盛，正气已败，不能胜邪，邪从内陷的危候，预后多属不良。

兹为便于理解，特将形态、色泽，列示意图，如图6-1。

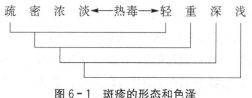

疏　密　浓　淡　←—热毒—→　轻　重　深　浅

图6-1　斑疹的形态和色泽

（二）白痦

1. 未透前的一般征兆　白痦的发生，多由湿热逗留气分，酝酿而成的。当其欲发之时，多先见身体疼重，汗出身热不解，舌苔黏腻，口渴不欲饮，胸脘痞闷，面色黄滞，脉缓不扬等症。

2. 已透后的预后良恶　白痦色泽透明，莹亮有神，颗粒清楚，浆水饱满，挤破后随有水珠迸出。透露后热势渐轻，神清气爽，此为津气俱足，正能胜邪，病势欲愈的佳象。反之，若色白如枯骨，或灰似麸皮，枯晦陷顶，空壳无浆，甫出即隐，或乍见乍隐，症见发热无汗，神志昏迷，谵语不休，此为津气俱竭，正不胜邪，邪从内陷的危候，预后凶多吉少。

四、斑、疹、白痦的治法

（一）斑、疹

1. 治疗原则　前人已经指出，热闭营中，则易成斑疹，即在治疗的时候，除根据杨粟山所说"必须察脉之浮沉，人之虚实，热之轻重"，进行全面分析而外，更重要的就是要掌握斑偏于血分、疹偏于气分的特点，来制定治疗的法则。陆子贤说"斑宜清化，勿宜提透；疹宜透泄，勿宜补气"，就是说斑宜清营凉血，清胃解毒；疹宜清营泄热，宣肺达邪。因为营分是介乎气血之间的一个枢机，如果邪热逼入营分，重则进而入血，轻则退而转气。这一点可以根据叶天士所说"卫之后方言气，营之后方言血……入营犹可透热转气……"的一节原意来解释，能够作为理论指导。

2. 一般治法

（1）斑疹未透：凡温病见到舌赤尖绛，灼热无汗，口渴不甚，烦闷不可忍耐，肤表无汗者，此为热闭营中，斑疹欲透，又因表实，而邪出无由，法当清营之中，予以疏解之品，如荆芥、薄荷、牛蒡、蝉衣、银花、连翘、丹皮、细生地之属，或入少数紫背浮萍主之，使营气两清，表郁得解，则斑疹可随微似汗出而外透。

（2）透而未齐：斑疹隐约，色红不紫，壮热渴而心烦，舌绛而干，六脉沉伏，此为营血热毒遏伏于内，法当清气凉营，白虎加地黄汤，以石膏杵薄荷，包以荷叶入煎,再加丹皮、玄参、银花、大青叶等主之,使郁热外达,斑疹透布。

(3)斑疹透露

1)若斑疹见色红如胭脂,舌绛苔黄燥,脉数、灼热渴甚者,此为营热炽盛,气血两燔,治宜两清气血,化斑汤主之。使邪热得清,营血之邪自减。

2)若身热不退,伴有谵语,苔黄而燥,脉数而实,大便秘者,此非内陷,乃里结腑实之证,宜微与通降,以撤其热。轻者,化斑汤中酌加轻量大黄;重者,予以调胃承气汤,但绝对不宜过量,否则易伤津气。所以吴鞠通说"斑疹阳明证悉具,外出不快,内壅微甚者,调胃承气汤微和之,得通则已,不可令大泄,大泄则内陷",其意就在于此。

3)若斑疹出而稠密,饼搭成片,其色紫黑,并见神昏不语,烦躁阵作者,此为热毒过甚,逼入血分,急宜大剂清营凉血,解毒透斑。如犀角地黄汤加银花露、玄参、石膏、金汁、人中黄之类,或清瘟败毒饮主之。若服后神志逐渐清晰,尚可救。反之,若神志昏愦,躁扰谵语不休,说明邪已内陷,为不治之证。

(4)斑疹悉透:热势虽降,但余热不清,干咳连声,口干嗌燥者,此乃肺胃津伤,肾阴被劫,仍须进服小量清泄之品,合以甘寒濡润,以益阴津,如细生地、丹皮、玄参、银花、人中黄、玉竹、沙参、麦冬之属,而善其后。此合叶天士所谓"炉烟虽熄,防灰中有火"。唯恐防其病势猝然恶化,或燥咳延久成痨。

3.治疗禁忌

(1)不可早用凉泻之品:斑疹欲出之际,当以辛凉疏透为主,务使斑疹随汗透出。若早用凉泻之品,使未透者,不能透发,已透者亦即隐没,导致变证丛生。

(2)不可妄用升提之品:斑疹妄用升提,可致吐衄或厥或呛咳,或昏痉之变。

斑疹之邪在血络,只宜轻宜凉解,若用柴胡、升麻……升散之品,直升少阳,使血热旺盛,而逼血妄行。如果伤及阳络,则上溢而吐衄,伤及阴络,则下行而便血。

妄用过升之品后,则阴气下竭,而致阳气上厥。

肺因受辛温之品熏蒸,而产生呛咳。

心位正阳,受升提之品摧迫而昏痉。

(3)不可盲用壅补之品:斑疹用壅补,能使邪毒不得外出,而势必内陷,返而归之于心,故有瞀乱之证。

（二）白㾦

前面已经谈过,白㾦是由于湿热之邪久郁气分酝酿而成,其时病邪已经在里而不在表,在气而不在卫,不过湿热之邪最虑缠绵,不易透净,有似抽蕉剥茧,层层透出,所以治疗上,如方书有"㾦宜清气,勿宜疏散"之说。因此,在白㾦未见之前,当以化湿透热为治,既见之后,可在化湿透热之中,佐以轻清透热之品。

代表性方剂如图6-2。

$$\text{薏苡竹叶散} \left\{ \begin{array}{l} \text{竹叶、连翘——能清气热} \\ \text{白蔻仁、茯苓、通草、滑石、苡仁——善化湿邪} \end{array} \right\} \text{清热化湿}$$

图6-2　薏苡竹叶散

若白㾦透露已多,而热不退,脉大无力,此为气虚液耗,宜益气养阴,如沙参、石斛、玉竹、麦冬、生地、甘草等,但须随证施治。

小结

（1）斑、疹、白㾦的透露,为病邪外达的现象,但温热病见到斑、疹、白㾦的时候,其病势已至严重的阶段,这一点也要肯定。

（2）斑、疹、白㾦形成的原因,多由失治,误治或伏温邪毒外发,或气分湿热久郁所致。

（3）斑、疹、白㾦以平摊凸起与颜色红白以及有无水浆为异。至于性质方面,斑近于血分,疹偏于气分,㾦是湿热之邪稽留气分,因此在治法上就有区别。但是温病有着化燥伤阴的特点,因此在斑、疹、白㾦的色泽和形态上,就可帮助诊断及测定温邪的盛衰和预后的吉凶。

第七章

温病治法概要

　　中医学把一切热性病统称为伤寒，这是一种广义的伤寒；另外还有狭义的伤寒，是专指感受冬令之寒而发的一种热病，与温病同属于广义伤寒范围之内的。

　　后汉张仲景在《内经》《难经》的理论基础上作了进一步的发展，撰述了《伤寒论》，创造性地运用了辨证论治的法则，是一部包括了多种热性病的治疗专书。可是，由于时代所限，张仲景的著作里，虽包括了多种热性病，却详于伤寒而比较略于温病（例如《伤寒论·太阳病篇》提到温病，却仅言其误治变证，未列治法）。后来的医家从多次的临床实践中，渐渐地感觉到有些热性病倘株守于《伤寒论》仅有的方法来治疗，很难收到预期效果，由是而逐渐创造发展了温病学说，成为一套新兴的理论。

　　必须承认，温病的治疗方法是从《伤寒论》的基础上发展起来的，《伤寒论》中黄芩、白虎、黄连、阿胶等诸方剂更直接给温病的苦寒、甘寒、咸寒等清里方剂的创制提供了很多启示，但因为温病与狭义伤寒所感受的病邪寒温异气，因而在治疗方法上也就有着不同。清代柳宝诒有一句话说得颇恰当："一温一凉，即为对待。"因此，我们又可以这样说：温病学说虽发展于《伤寒论》，却又补充了《伤寒论》的不足。

　　温病在治疗上不仅异于伤寒（狭义的），即同是温病，也有着新感、伏气以及伏邪兼新感之分，在治疗上也都是不尽相同的。到了后期，变化更多，那就更须善于掌握辨证论治的法则，随证而施，正如费伯雄所说"病情千变，医亦千变"才对。

温病学说,历代医家多有阐发,到了清代,叶天士、薛生白、吴鞠通、王孟英等相继而出,这一学说,就更如雨后春笋,得到了前所未有的发展。这些医家在创造发展温病学说的过程中,是颇遭到一些推崇《伤寒论》的人们的非议,有的甚至说这种提倡模糊了不少医生的认识,危害了不少病人的生命。其实,我们只要明确伤寒里面有着广义与狭义,并从发展的眼光来对待这一问题,那些崇古而排斥新知的人们的论点,是站不住脚的。

一、伤寒温病在治法上有什么不同

清代叶天士在《温热论》里这样提出:"辨营卫气血虽与伤寒同,若论治法则与伤寒(指温病)大异。"这种相异究竟是在哪些方面呢? 我们可以从病期的初、中、末三个方面来看。

(一) 初期

伤寒(狭义的,以下准此)感严寒之气,其气由表入里,由寒化热,所以初起宜辛温解散。温病有新感、伏气之分,新感是由于感当今之温,其气虽也由表入里,但化燥极易,至于伏邪,则是自里达表,但无论新感、伏气,温病有一个总的趋向,便是容易化燥伤阴。所以在治法上,有表证者宜辛凉解表;自里达表者,则当以清里热为主;如果伏邪兼新感,出现了表里兼见的证状,则又当视其所兼的轻重,或先里后表,或先表后里,或表里兼治。总之,温为阳邪,纵有表证,也多喜辛凉而恶温散。温病中也有用辛温解表的,但那是表寒束其内热之治,用辛温药以使热达腠开,是一种变治方法。待邪热一透,接着便当清里,与伤寒在治法上也有不同。

以解表来说,温病的解表,照吴鞠通的说法,是属于辛凉解肌。他引用了伤寒、中风、温病来做比较,说:"伤寒非汗不解,最喜发汗,伤风亦非汗不解,最忌发汗,只宜解肌,此麻桂之异其治,即异其法也。温病亦喜汗解(指新感),最忌发汗,只许辛凉解肌,辛温不可用,妙在导邪外出,俾营卫气血调和,自然得汗,不必强责其汗也。"这种分析,是非常明确的,这不仅在辛温辛凉上伤寒温病异其治,并指出了新感温病虽喜汗解,却又忌汗。其道理,正如章虚谷说:"寒邪阴凝,故须麻桂猛剂,若温邪为阳,则宜轻散,倘重剂大汗而伤津液,反化燥火,则难治矣。"

(二) 中期

病在中期,适当邪实阳明,应予救阴通腑阶段,救阴通腑,除了必具可下之证(腑证)外,温病与伤寒在下法上又有些不同,伤寒下不嫌迟,温病下不厌早。伤寒在下其结滞,故有时用枳朴等取承气之义;温病在下其郁热,故忌枳朴而宜硝黄。伤寒用下,必待表证全罢;温病不论表邪罢与不罢,但见里证,即可议下。如果以三焦来划分,伤寒上焦有邪不可下;温病却不一定,只要具备可下之证,虽上焦有邪,也可下,伤寒一下即已,须速下者甚少。温病却往往须再三用下,甚至有多至一二十剂的。为什么要这样?清代王孟英说得很清楚,他说:"伤寒为阴邪,未尝传腑化热,最虑邪气下陷……而有早下之戒;温热为阳邪,火必克金,故先犯肺,火性炎上,难得下行……移其热由腑出,正是病之去路。"不仅如此,即使下利一证,王孟英也认为"利不因寒,润药亦可多用"。这是指新感温病而言的,至于伏气温病,那就更是这样了。顾晓澜说:"伤寒由外传里,仍用外解(当然要有表证),温邪由内而发,必须内解,伤寒宜发表,有一分表证,仍宜表之,故下不嫌迟,温邪宜清里,有一分下证,即宜下之,故下不厌早。"

下法方剂,温病学派发展了《伤寒论》的学说。除了《伤寒论》中的三承气外,更有增液、增液承气、清燥养荣以及《千金》地黄汤之类,这虽然是一种学术发展,却也说明了寒温异气。温病由于易于耗液,所以除了热清以外,尚多液干便秘无水舟停的现象,这就必须予以润药通幽了。例如,吴鞠通在《温病条辨》中释增液汤说:"温病之不大便,不出热结、液干二者之外,其偏于阳邪炽盛热结之实证,则从承气法矣,其偏于阴亏液涸之半虚半实证,则不可混施承气,故以此法代之。"诚然,在《伤寒论》中,也有着蜜煎导、麻子仁丸诸方剂,但其所治实际并非阳明燥热腑实,所以我们仍可以寒温异气来理解温病之所以用增液清燥等这些方剂的。

(三) 末期

末期治疗,两者也不相同,伤寒伤人之阳,阳伤则阴盛阳微,温病最易伤阴,阴伤则液耗阳亢。所以到了末期,一则以理中、四逆等以扶阳抑阴,一则以大小定风珠等以壮水制火。在《伤寒论》里,虽也有用黄连阿胶汤等以治少阴热化证,但于虚多邪少者即不相宜。

总之，"伤寒伤人之阳，故喜辛温、甘温、苦热以救其阳；温病伤人之阴，故喜辛凉、甘寒、咸寒以救其阴"。吴鞠通根据所感病邪的不同，明确地道出了寒温必须异其治，是值得每一个临床医师注意的。

二、新感温病与伏气温病在治法上有什么不同

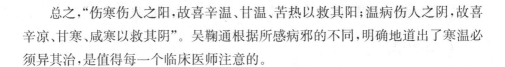

（一）新感温病治法

新感温病是感受当今温暖之风即时发作的一种病。叶天士所谓"温邪上受，首先犯肺"，吴鞠通所谓"凡病温者，始于上焦，在手太阴"，都是指的这一类温病而言。由于其病首先在表，所以治法宜辛凉解表，以疏逐表邪，但温为阳邪，化热最速，因此必须同时佐以清化，不使病邪有内入之机。柳宝诒根据本病在受邪部位及发病机转上不同于伏气温病，很明确地提出了解表兼清化的法则，他说："暴感风温，其邪专在于肺，以辛凉清散为主，热重者兼用甘寒清化，其病与伏气温病之表里出入径路各殊，其治法之轻重浅深，亦属迥异。"

新感温病由表入里，病在表，如果表邪不从外解，传入于里，也有两种趋向：一是顺传中焦气分，一是逆传心包，这就又须根据病在气在营随证施用了。

辛凉解表，只是新感温病初起治法的一个概括性的提法，临床上，往往有温邪挟风挟湿的不同，治法也就不同，叶天士在《温热论》中提到挟风加薄荷牛蒡之属，挟湿加芦根滑石之流，便是例子。

新感温病初起虽可兼用清化，但阴寒腻滞之品却是不相宜的。以免温邪被遏而不易外解，特别是温邪挟湿，章虚谷说："病初解表用辛凉，须避寒凝之品，恐遏其邪，反不易解也。"这一点是很值得注意的。

（二）伏气温病治法

伏气温病，自里出表，其发病机转既不同于新感，所以治法也就不同。柳宝诒说："伏气由内而发，治之者以清里热为主。"王孟英在这方面，也早已作了具体的说明，他说："伏气温病……乃先从血分而后达于气分，故起病之初，往往舌润而无苔垢。但察其脉象，或弦或微数，口未渴而心烦恶热，即投清解营阴之药，迫邪从气分而化，苔始渐布，然后再清其气分可也。"并且指出伏气温病"有始抽蕉

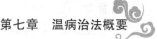

剥茧,层出不穷,不比外感温邪由卫及气,自营而血也"。

历来医家,对于伏气温病的治疗,大体多是上述主张——清里热为主。当然,里热既达,洋溢肌表,清表之法还是必要的。

伏气温病在临床上表现得很复杂,柳宝诒认为:"须视六经形证,乃可随经立法。"因此,所谓清里热也仅是一个原则性的说明而已。

临床上也可能有这样的情况,有肾阳素弱的病人,不能蒸化鼓动,每致温邪初发而肾阳先馁,因而邪机冰伏,欲达不达的。这时如果株守于清里热的说法而予以清泄,则邪机愈滞,如果温化,则又有如抱薪救火。《温热逢源》里引用了喻昌用麻附细辛合麻附甘草增入生地以育阴扶正的经验,采用麻黄汁制豆豉,附子汁制生地,随证加入凉肝熄风剂中是值得作为参考的。

总之,伏温化热,最易灼伤津液,津液一伤,变证蜂起。因此治伏气温病的一个总的原则,便是要步步顾护其津液。所谓"留得一分津液,便有一分生机",虽指的是一切温病,对伏气温病来讲更应注意到这一方面。

(三)伏邪兼新感治法

伏邪与新感是两种不同的格局,但在临床上,却又有伏邪与新感相兼的温病,这里面又有两种情况:其一,伏邪因新感引发;其二,已发伏温,继兼新感。柳宝诒在《温热逢源》里有一段很具体的描述,他说:"伏温之邪,由春夏温热之伏气蒸动而出,此其常也。亦有当春夏之间,感冒风寒,邪郁营卫,而为寒热,因寒热而引动伏气,初起一二日,第见新感之象,意其一汗即解,乃得汗后,表证略减,而里热转甚,昧者眩其病状,几若无可把握,不知此新感引动伏邪之证,随时皆有。"

这种伏邪与新感相兼的病,临床上应该怎样处理呢?照叶天士的说法,如果外感先受,引动伏邪,就应该先以辛凉解其新邪,继进苦寒直清里热。但在叶氏以前的王履,却认为虽有表证,但里证为多,仍旧以清里为主,佐以清表之法,也有里热清而表自解的。其实,所谓伏邪、新感,都必须以临床所现证候为依归,两者相兼,谁先谁后,也离不了证候。因此,所谓先撤新邪或是先清里热的问题,也就必须根据新感与伏邪孰轻孰重来决定了。总之,表重于里,则先表后里;里重于表,则清里为主,佐以清表;如果表里之势缓急均匀,则可用表里双解的方法。柳宝诒说得好:"治之者,须审其伏邪与新感孰轻孰重,若新感重者,先撤新邪,兼顾伏邪;伏邪重者,则专治伏邪,而新邪自解。"这种处理办法,是切合中医辨证论治的原则的。

三、几种常用的温病治疗方法

在《温热论》里,叶天士有着这样几句话:"卫之后,方言气;营之后,方言血。在卫,汗之可也;到气,才可清气;入营,犹可透热转气;入血,就恐耗血动血,直须凉血散血。"吴鞠通推衍其义,而以三焦论治,提出了"治上焦如羽,非轻不举;治中焦如衡,非平不安;治下焦如权,非重不沉"。这种以卫气营血和三焦分证的论治原则,是后世医家逐步充实温病治疗的基础。然而这是一个总的原则,在具体处理过程中,还有着许多不同的方法,现将常用的几种方法分述如后,而其运用,仍须在上述治疗法则指导下进行。

(一) 解表法

1. 解表法的意义和作用　解表法是运用辛凉或辛温等具有解肌散表作用的药物,组成一定的方剂,用以逐邪外出,使之从表而解的一种方法。

凡温病初起,邪在上焦,具有手太阴或卫分证状者,应用解表法,如表证已罢,邪入中焦气分,解表法便不适用。

2. 解表法的临床运用　同是具有表证,但由于人的体质不同,感邪轻重不同,或是兼证夹证,所以在解表中又有着辛凉、辛温、宣化表湿、滋阴发汗等的不同,分述如后。

(1) 辛凉解表:适用于温病初起,恶寒轻,发热重,头痛,口渴,舌薄白,脉浮数等证。代表方剂如银翘散、桑菊饮、葱豉桔梗汤等。

(2) 辛温解表:适用于温病初起,表寒束其内热,头疼体痛,口渴不甚,无汗,咳嗽等。代表方剂有俞氏荆防解表汤、苏羌达表汤以及杏苏散等。

温病而用辛温解表,前面说过,是一种变法,因春承冬令,寒气犹存,表寒外束,蕴遏内热不得外达,故不得不暂用辛温,以祛表寒。表寒解,余病不解怎么办?《温病条辨·上焦篇》说:"太阴温病,恶风寒,服桂枝汤已,恶寒解,余病不解者,银翘散主之,余证悉减者,减其制。"这种慎用辛温的经验,颇值得借鉴。

（3）宣化表湿：适用于湿热证，湿遏卫阳之表，而为恶寒发热，身重，头目昏蒙，汗出胸痞，舌白，口渴而不多饮等。必须予以轻开肺气，肺气化则脾湿自化，即有兼邪，亦与之俱化。代表方剂如俞氏苏羌达表汤加苍术、川朴以治偏于寒湿，藿香正气汤加冬瓜皮子、丝瓜、通草以治热湿等。

（4）滋阴发汗：适用于体质阴虚，伏温内发，兼有新感，因而灼热自汗，口干齿燥，面红舌赤，脉数，微恶风寒等。代表方剂如俞氏加减葳蕤汤，葱豉汤加童便，栀子豉汤加麦冬、生地等，滋阴以资作汗之源，达到发汗而不伤正，育阴而不滞邪的目的。

3.解表法的注意点

（1）伏温内发，外无表证者，禁用。王履说："温病误汗，变不可言。"很值得我们注意。

（2）虽有表证，但偏于表热，辛温发汗，必须禁用。吴鞠通说："太阴温病，不可发汗，发汗而汗不出者，必发斑疹，汗出过多者，必神昏谵语。"太阴温病是病在表，误用温散，便会有这样的变证。

（二）清气法

1.清气法的意义和作用　清气法是运用辛寒或苦寒药物，组成凉解里热之剂，用以解热除烦、止渴生津的一种方法。

清气法的运用标准，必须是邪在气分，燔灼肺胃之津。运用之，以达热出表。

2.清气法的临床运用　温热内传，由卫及气，故法主清凉。白虎汤为其代表方剂，《温病条辨·中焦篇》说："面目俱赤，语声重浊，呼吸俱粗，大便秘，小便涩，舌苔老黄，甚则黑有芒刺，但恶热，不恶寒，日晡益甚者，传至中焦，阳明温病也，脉浮洪躁甚者，白虎汤主之……"便是例子。但在临床上，常有卫分证状未罢而传入气分者，也有气分之邪挟湿，兼有身重胸痞诸证者，还有温邪留滞三焦，有如伤寒之在少阳者，便须随证而施。例如，卫分证状未罢，可用桑菊饮加石膏知母，或减味竹叶石膏汤，挟湿而身重胸痞者，可予白虎加苍术汤，温邪留滞三焦，与湿相合，可予上下分消，杏朴苓或温胆汤等法可以采用。至热邪伤气，津液亦虚，脉浮大而芤，汗大出微喘者，则又须白虎加人参了。

3.清气法的注意点　仍以白虎汤来加以说明。吴鞠通认为"白虎剽悍，邪重非其力不可举"。可是，"用之得当，原有立竿见影之妙，用之不当，祸不旋踵"，因而提出如下诸证不可用。

（1）脉浮弦而细者不可与。脉浮弦为表证未罢，细为阴虚，与阳明热盛无间，所以不可与。

（2）脉沉者不可与。沉为在里，又主诸虚不足，如以实则阳明虚则太阴来分，沉又适为太阴之脉（叶霖语），所以也不可与。

（3）不渴者不可与。不渴无内热，自然不可与。

（4）汗不出不可与。是指虽见里热，而表未解，所以不可与。如果表解了，阳明留热未清，虽没有大汗，还是可以与的，叶子雨引《伤寒论》说："伤寒，脉浮，发热无汗，其表不解者，不可与白虎汤，渴欲饮水，无表证者，白虎加人参汤主之。"道理就在这里。

此外，邪在气分，治法上还必须注意：一是不可早用寒滞（如麦冬、生地等），因邪在气分，用药宜取其气而不取其味，早用寒滞，则邪遏不能外达；二是不可过用苦寒，以苦寒药性多下行，服之反使邪气不能向上向外而出，而且苦能化燥，过服苦寒，易使温邪化燥伤阴；三是不可分利过度，邪在气分，小溲短赤，这是由于肺气有热，影响膀胱之故，且高热伤津，小溲也会短赤，过予分利，则津液尤耗。吴鞠通说："温病小便不利者，淡渗不可与也，忌五苓八正辈。"

（三）通下法

1. 通下法的意义和作用　　通下法是一种攻逐体内结滞的方法。

凡温热之邪，传至中焦，舌苔黄燥，脉来沉实，大便燥结，而呈阳明腑实之证者，适用通下法。此外，腹满结痛，下利稀水，肛门灼热的，叫作热结旁流，是由于肠有燥结不下，致稀水从旁下泄，所以也应该用下法。

叶天士说："三焦不得从外解，必至成里结，里结于何？在阳明胃与肠也，亦须用下法……"说明了温病不从表解，多成里结，里结则病变的重心在肠胃，此时倘不予以通下撤热，每多伤阴劫液，所以下法在温病治法上占的位置非常重要，柳宝诒说："伏温化热而达……若中焦挟有形食积痰浊，则邪热蕴蒸，每多乘机入胃，热结于中而为可下之证。"并说："伤寒重在误下，温病重在误汗，温病早投攻下，不为大害。"其说明下法在温病治疗上的意义重大如此。

2. 通下法的临床运用　　大致可分为如下三个方面。

（1）脉实证实：如上面所说，阳明热实，燥渴谵语，大便不通，或热结旁流，俱可用下,代表方剂如大小承气、调胃承气汤等。但阳明热实,往往火极似水,所以不得不细辨。例如《温病条辨·中焦篇》说:"阳明温病,面目俱赤,肢厥,甚则通体皆厥,不瘛疭,但神昏,不大便七八日以外,小便赤,脉沉伏,或并脉亦厥,胸腹满坚,甚则拒按,喜凉饮者,大承气汤主之。"这便是阳明热实,火极似水而采用下法的例子。又如:"阳明温病,纯利稀水,无粪者,谓之热结旁流,调胃承气汤主之。"说明了热结旁流必须以调胃承气汤泄热解结。

(2) 正虚邪实:这里所指正虚邪实病人,大多由于应下失下,以致正虚不能运药,大便不通。在这种情况下,如果一味扶正,则邪气更加固结,如果单独攻邪,则正虚不支。所以必须掌握邪正两方面,采用补泻兼施的办法,如新加黄龙汤、五加减承气汤等,方为合拍。

(3) 阴虚液燥:温病因津枯而致大便燥结,吴鞠通把这叫作"水不足以行舟",不宜用苦寒下夺,必须滋液润燥,增水行舟,如增液汤,或清燥养荣汤加郁李仁、麻仁等滋阴润下,或增液承气汤、《千金》生地黄汤等。这种增液润下的办法,妙在寓泻于补,既可攻实,又可防虚,所以凡是津液不足,而引起不大便的半虚半实证,用这种方法,每多应手取效,前人有猪胆汁灌肛以及蜜煎导法,也都是对阴液枯大便秘所采取的一种润下方法。

温病在运用下法之后,往往也有着邪气复结如《温病条辨》中所说的"下后数日,热不退,或退不尽,口燥咽干,舌苔干黑,脉沉而有力,或沉而弱"等的现象,这是因为余邪未尽,复聚于胃的缘故,可根据病情,予以护胃承气,或增液汤等,一方面顾护津液,一方面再通其里。

3. 通下法的注意点　温病虽下不嫌早,可是下的本身,也能损人津液,特别是承气。吴鞠通说:"用之不当,其弊有三,一则邪在心包阳明两处,不先开心包,徒攻阳明,下后依然昏惑谵语。二则体亏液涸之人,下后作战汗,或随汗而脱,或不蒸汗,徒战而脱。三则下后虽能战汗,以阴气大伤,转成上嗽下泄,夜热早凉之怯证,补阳不可,救阴不可……"说明了下法也必须慎用。

我们可以把下法的注意点归纳如下。

(1) 运用下法,须时时顾护津液,以防因液涸而正气不支,引邪内陷。

(2) 邪在卫分,未入中焦者,不可用下。

(3) 即使应用下法,也须根据证情,选择适当的下法。例如《温病条辨·中焦篇》说:"阳明温病,下后二三日,下证复见,脉不甚沉,或沉而无力,止可与增液,不可与承气。"

(四) 清营(凉血)法

1. 清营法的意义和作用　清营法是利用清凉透泄的药物,以清解营血分热邪的一种方法。

昔人有言:"举血可以赅营,营为血中之气。"营与血有着浅深的关系,却又不可截然分开,临床上,凡温邪化火,陷入营血,而为烦躁、谵语、脉数舌绛者,便须清其营血。

2. 清营法的临床运用　病入营血,错综复杂,现参考《温热经纬》所述,分透热转气、凉血散血以及气营两清三者分述如后。

(1) 透热转气:适用于温邪初入营分,脉数舌绛,谵语神昏,心烦不眠之证。如清营汤之既有犀角、玄参、生地以清营分之热,复有竹叶、银花、连翘等以透热外出便是。

(2) 凉血散血:适用于邪热陷入血分,逼血妄行,发而为斑疹吐衄,舌色紫绛,谵语如狂之证。常用方剂有犀角地黄汤,凉血清热,养阴祛瘀,血分之伏热得清,妄行之吐衄自止。

(3) 气营两清:适用于气分之邪未罢,营分之热已炽,因而气血两燔,血质红绛,上罩黄苔,烦扰不寐。常用方剂有玉女煎去牛膝加玄参等。

3. 清营法的注意点　大凡血分药,都具有滋腻阴柔之性,用之不得当,每会壅滞留邪,引邪内陷,所以凡病在气分,绝不可用,即有营分见证,但舌苔未尽化,气分之邪未罢,也必须尽量透营转气,使从气分而解。

再病入营分,变化很多,除了严格辨别病的属营属血或气营之交,予以确切的治疗外,更须根据所现证情,选择解毒、开窍等其他药物配合治疗,这样效果才会更好。

(五) 开窍法

1. 开窍法的意义和作用　开窍法是利用芳香通灵的药物,以清透热邪,通灵开窍,使昏瞀的神志恢复清醒的一种方法。

凡温热之邪,逆传心包,扰乱神明,或痰浊蒙蔽灵窍,以致灵机堵塞,神识昏蒙,谵语如狂,或尸厥不语,必须予以开窍,使其神识恢复清醒。开窍法大都用于病情严重阶段,所以是温病治疗中一个重要方法。

2.开窍法的临床运用　温邪袭于上焦,既不外解,又不下达,而逆传心包,这时病人每每神识昏蒙,舌质红绛,或舌蹇肢厥,也有的会发斑发疹。治法中除了清营解毒之外,必须同时采用开窍法。如安宫牛黄丸、紫雪丹、至宝丹、神犀丹等,以芳香开窍,清热解毒。《温病条辨·上焦篇》"邪入心包,舌蹇肢厥,牛黄丸主之,紫雪丹亦主之",便是例子。

此外,秽痰浊滞蒙蔽灵窍,病人神志昏迷,时清时闭,口有涎沫,舌苔腻,脉滑数,也必须予以开窍,如牛黄抱龙丸、太乙紫金锭、苏合香丸等,以芳香解秽,开窍逐痰。

运用开窍法必须严格辨证求因,然后审因论治,例如上面所说的邪入心包,可以使神志昏糊,但阳明病,浊气上干清位,或湿温病湿邪蒙清阳,也都可使神识昏蒙,在治法上都各有不同,因此必须予以严格区别,如表7-1。

表7-1　热闭、浊闭、湿闭鉴别表

热　闭	浊　闭	湿　闭
(1) 舌质红绛或有黄燥苔。	(1) 舌不必燥裂,但厚腻或色黄黑。	(1) 舌白滑不渴。
(2) 大便虽结,腹无胀满。	(2) 大便必秘或热结旁流。	(2) 小便不通,多有呕逆。
(3) 脉多细数或沉弱。	(3) 脉必沉实有力。	(3) 脉多缓而不扬。
(4) 宜透营泄热,开窍(牛黄)解毒。	(4) 必须通下,佑以开窍(紫雪)	(4) 先拟开窍(苏合香),继必利湿

3.开窍法的注意点　开窍法大都用于病情严重阶段。但开窍的本身,只是一个一时的紧急处理,所以尚须配合清营、凉血、化热、泄热等其他方法,才能做根本治疗。

开窍法不可用之过早,例如未见厥闭,安宫、紫雪之类绝不可用;病人还没有到神昏狂乱的热极程度,也不可以用神犀、紫雪,用早了,反而会引邪内陷,招致神识昏糊。

再者必须严格选择适合的方剂,例如热闭适合用安宫、紫雪,苏合香丸绝不可用,用了反而会使热势更增。苏合香丸只适合于没有什么热的浊痰蒙蔽,如果用了安宫、紫雪,便又不对了,反而会使厥闭深沉,这些都是必须注意的。

（六）熄风法

1. 熄风法的意义和作用　熄风法便是采用滋阴和阳凉肝潜镇的药物，以平息潜越之风阳，达到阴平阳秘的效果的一种方法。

温邪逆传心包，甚则陷入足厥阴，病势急剧，常有手足搐搦或瘛疭之象；或者热邪久羁，劫烁真阴，因而阳亢阴竭，手足蠕动，所有这些，统称为风。《内经》说"诸风掉眩，皆属于肝"，又说"风胜则动"，便都是这个意思，这时必须予以凉肝熄风之剂，以平息上越之风阳，达到愈病的目的。

2. 熄风法的临床运用　温病痉厥动风，一般可以归纳为虚实两种类型，在治法上各有不同。分述如后。

（1）实风：由温热之邪，逆传心包，陷入足厥阴引起，病人每每壮热神昏少汗，手足搐搦，或牙关紧闭，舌质干绛或紫绛，口吐涎沫等，这是一种肝阳亢盛，热极生风之象。其原因是由于暴感风温之邪，来势急剧，兼之病人肝火素旺所致。治法当凉肝熄风，如羚羊钩藤汤，紧急时，可加用紫雪丹。

（2）虚风：虚风是因为热邪久羁，灼烁真阴，以致真阴欲竭，水不涵木。临床上，病人热多不壮，舌干绛少苔，手足蠕动，瘛疭，这是一种真阴不足的证候，当予以滋肾涵肝，养血熄风，如大小定风珠及三甲复脉汤等。这种虚风，古人又叫作内虚暗风。何秀山说："血虚内风者，非真有风也，实因血不养筋，筋脉拘挛，伸缩不能自如，故手足瘛疭，类似风动，故名曰内虚暗风，通称肝风，温热病末路多见此者，以热伤血液故也。"既然病是因虚引起，所以必须滋养阴血来治其虚了。

3. 熄风法的注意点

（1）须辨明内风之属虚属实，实则潜镇，虚则滋填，不可混淆。

（2）病在气分，不可早用清滋的药物，用了反而引邪内陷。

（3）阳明腑实，以及肺胃痰热蕴蒸，也每有动风的现象，治法各有不同，必须明辨。

（七）滋阴法

1. 滋阴法的意义和作用　滋阴法属于补法的范畴，是一种滋补阴液，调节阴阳偏颇的方法。

滋阴法在温病治疗中占有很重要的地位。温病发展过程中，体内最容易受到消耗的便是阴液。阴液一耗，阳必亢盛，邪热也就更炽，而热盛则津液尤耗，如此循环往复，必至阴液涸竭，变证丛生，危候迭出，所以吴锡璜说："治温病宜刻刻顾其津液。"而叶天士在《温热论》中特别提出了舌色绛而不鲜的例子，说："其有虽绛而不鲜，干枯而萎者，肾阴涸也，急以阿胶、鸡子黄、地黄、天冬等救之，缓则恐涸极而无救也。"可知阴液枯涸的病人，以滋阴法救治是极为重要。

2. 滋阴法的临床运用 滋阴法在温病治疗中，运用得颇为广泛，温邪久羁下焦，阴液被劫，或真阴欲竭的，固然可用滋阴法，即病在初起，而病人素质阴虚，又加之热盛伤阴的，也可在解散剂中酌用滋阴。尤在泾说："温邪之发，阴必先伤，设有当行解散者，必兼滋阴之品于其中，昔人于葱豉汤中加童便，于栀豉汤中加地黄、麦冬，即此意也。"这里所指的当然是阴液已伤的病人，如果阴液不伤，就没有"必兼滋阴"的必要。

滋阴法的临床运用，我们可以从上、中、下三焦三个方面来讨论。

（1）上焦：如病人素质阴虚，感受温邪，无液蒸汗，可用滋阴发汗法，如加减葳蕤汤等。又如温邪灼伤肺阴，舌赤而干，口渴甚，吐白沫黏滞不快者，可用《温病条辨》中的五汁饮以沃之。

（2）中焦：温邪侵入阳明中焦，每因高热燔灼胃阴，因而口渴甚，烦热面赤，小溲赤涩，舌赤苔燥，可用雪梨浆之类，若外邪已净，胃液干燥，可用牛乳饮甘寒柔润，滋补中焦。

又如阴虚的人，温邪传入阳明之腑，常因阴液亏涸，以致大便燥结、咽干口燥、舌绛、苔焦黄或起黑刺，可采用增水行舟的方法以滋液通便。

其他如《温病条辨》中对于阳明温病下后汗出，予益胃汤以复其阴，下后无汗，脉不浮而数，予清燥汤以增水敌火，也是病在中焦而运用滋阴法的治例。

（3）下焦：温邪久羁下焦，灼伤癸水，真阴欲渴，因而脉虚大，手足心热，甚于手足背，身热面赤，口干舌绛，甚则齿黑唇裂，手足蠕动者，予以加减复脉汤甘润养阴，阴复则阳留，病自向愈。又如温邪久羁，肾阴已亏，壮火尚盛，因而心中烦，不得卧者，用黄连阿胶汤以壮水制火。又如少阴温病，津液耗竭，水不涵木，以致痉厥交作，热深厥深，心中憺憺大动，脉细促，舌质绛或紫晦，可用三甲复脉汤，以滋肾涵肝，是均属于下焦阴虚，运用滋阴法的例子。

3. 滋阴法的注意点 滋阴法在温病治疗中虽应用颇广，但亦不能滥用，例如：

（1）湿邪未尽者，不可用，用了则湿邪留恋，病深难解。如果湿未尽而阴已虚的,可斟酌情况,与祛湿之法并用,应做到祛湿而不伤阴,养液而不碍湿,方不致误事。

(2)病在气分,虽高热而津液未伤者,不可滋阴。如误用之反致引邪深入营血,而使病情复杂。

(3)湿邪乍入营分,气分余邪未尽的,仍当透营泄热,转出气分而解,不可临事慌张,早投滋阴,反致恋邪难透。

(4)阳虚病人,绝不可妄投滋阴,免致阳气益虚,使阴阳离决,而引起蜕变。

(八)化湿法

1. 化湿法的意义和作用　化湿法是利用芳香淡渗或温化之剂,用以开逐湿邪的一种方法。

温病往往兼挟湿邪,湿温病便是湿与热相合所致的一种病变。温为阳邪,湿为阴邪,湿热互郁,每使病势缠绵不解,这就须相应地参用化湿法来治疗,所以化湿法是温病挟温证中一个少不了的方法。

2. 化湿法的临床运用　化湿法的运用,必须首先辨别其属于表湿或里湿。其次,须视其湿与热之孰轻孰重,柳宝诒说:"湿邪之证,有外感之湿,有内伏之湿……治之者,须视其湿与热之孰轻孰重,须令其各有出路,勿使并合,则用药易于着手。"

(1)表湿:由于湿邪外客,蒙蔽表阳,腠理失司,因而头目昏重,如裹如蒙,恶寒发热,体痛无汗,苔白而腻,口不作渴,当以芳香化浊,宣化表湿,如藿香正气散之属。章虚谷说:"湿气感于皮毛,须解其表湿,使热外透易解,否则湿闭其热而内侵,病必重矣。"说明了解其表湿,在临床上具有相当重大的意义。

解表湿也与新感温病的解表一样,不可过汗。顾晓澜说:"湿温与春温同治,宜清疏不宜发散。"也是不宜汗出过多之意,汗出多,则津液亏,湿邪反滞而不化,热邪反不得外达。这是值得我们加以注意的。

(2)里湿:里湿之治,可以分为湿重于热、热重于湿以及湿热并重的三个方面。

1)湿重于热:病人脾阳虚亏,不能运湿,热从湿化,而归于足太阴。临床上,呈现身热不扬,倦怠嗜卧,胃闷脘痞,口淡不渴,舌苔白腻,脉来濡缓,大便泄泻,小便浑浊,可用藿朴夏苓汤,或平胃散去甘草加半夏、藿香、佩兰、茯苓,或三仁汤等,以化湿为主,佐以清热。

2）热重于湿：病人多胃阳素旺，湿热蕴蒸，湿从热化，而归于足阳明。临床上，呈现高热面垢，目赤头眩，口多秽浊，渴喜凉饮，舌苔干黄，脉形濡数，大便秘结，或下利垢臭，小便赤涩等，可用王氏连朴饮，甚则白虎汤加芦根、滑石清热为主，参以化湿。

3）湿热并重：因湿热互结。熏蒸肺胃，充斥三焦，以致气机不畅，病人身热胃闷，肢体疲倦，无汗则神烦，有汗则热不解，溲赤便秘或泻而不爽，舌苔黄腻等，可用甘露消毒丹之类，以清热化湿。

3. 化湿法的注意点　化湿药每易伤津耗液，因此：

（1）温病不兼湿者，不可滥用。

（2）湿温证或温邪兼湿，必须严格辨别湿重于热或热重于湿，然后随机立法。

（3）湿热并重，应予并治，但应该掌握祛湿而不伤阴，清热而不碍湿的原则，才不致有所偏差。

小结

（1）中医学把一切热性病统称为伤寒，这里面亦包括了温病。从仲景《伤寒论》里，可以看出后世对温病治法的发展实亦导源于伤寒。

（2）温病治法，虽导源于伤寒，却与《伤寒论》中的狭义伤寒因感邪的寒、温异气，所以在治法上亦有所不同，这正说明了温病学说发展于伤寒，而又补充了《伤寒论》的不足。

（3）温病有新感伏气之分，前者为感温暖之风，自表入里；后者为伏热内发，自里达表。发病的机制既不同，治法也就有所不同，但不论新感伏气，总是极易灼伤津液，所以在治疗过程中，都必须注意顾护其津液。

（4）温病常用治法，大致可分为解表、清气、通下、清营、开窍、熄风、滋阴、化湿等八个方法。这八个方法各有其适用范围，也各有其禁忌证例，在具体运用中八个方法不是截然划分，很多证例可以数法兼用。总之，在卫气营血以及三焦的辨证论治的原则下，自可随证选用。

下篇 各论

第八章

春　温

（一）定义

本病是发于春季的伏气温病。其发病是在立春后夏至前，临床上初病时即见有口渴、溲赤等里热特征的，就叫作春温。

（二）性质

春温是由冬不藏精、感受寒邪、伏于少阴、郁久化热、乘春阳上升而自里外发的一种温病。它在发病过程中，症状每见层出不穷，早夕有燎原的变幻。这完全是与它"里有郁热，阴分先伤"的性质有关。所以在讨论春温之前，对它的性质有个概念性的认识，不但可以掌握它的症状变化，同时在治疗中更能遵循清泄透达，不致更犯其阴，以蹈虚虚之弊。

（三）源流

本病导源于《内经》"冬不藏精，春必病温""冬伤于寒，春必病温"。历代医家在《内经》基础上，通过多次临床实践，对本病有了进一步发挥，如《巢氏病源》"不即病者，寒毒藏于肌骨，至春变为温病"。明代王安道认为本病的机转，是"热邪自内达外"，从而肯定了以"清里热为主"的治疗方针。清代邵仙根以本病是由于"冬受寒邪不即病，至春而伏气发热者，名曰春温"，对本病的命名解释得非常清楚。至清代温病学家叶天士先生乃肯定了"春温皆冬季伏邪"。此后柳宝诒氏又提出新感引动伏邪外发一种因素。至此,春温一病,理法大彰,方药俱备,温病学者,特列一篇,作为专题研究和讨论,不但充实了学说的内容,而且更重要的为人类在春天发生本病时奠定了防治的理论基础。

但是,古人也有认为本病属新感温病的,如汪石山可作为代表,他说:"不因冬月伤寒而病温者,此特春温之气,可名曰春温。"汪氏所说的"春温之气",实质上是当令之暖,他所称的春温乃指新感风温而言。

(四)病因

本病成因,由于"冬伤于寒"至春而发,已如上述,这仅是一种外在因素;《内经》同时指出他的内在因素,如《素问·金匮真言论》:"夫精者,身之本也,故藏于精者,春不病温。"清代叶天士先生对本病的成因论述非常清楚,他说:"春温一证,由冬令收藏未固,昔人以冬寒内伏,藏于少阴,入春发于少阳,以春木内应肝胆也。"

综上所述,可知春温病因是由于"冬伤于寒"与"冬不藏精"两个方面。

(1)外因:冬伤于寒。

(2)内因:冬不藏精。

冬伤于寒? 盖以冬令严寒,阳气内敛,人能顺天时而蛰藏,则肾气内充,腠理固密,不伤于寒。正如《素问·四气调神论》说:"冬三月,此谓闭藏,水冰地坼,无扰于阳。"若喜怒不节,烦劳多欲或过度劳作,汗出过多,以致少阴水藏先亏,冬不藏精,阳气外泄。正如朱肱所说:"阳闭藏而反拨动之,则郁发腠理,津液强渍,为寒所迫。"因此"冬伤于寒"由于"冬不藏精"所致,亦即是外因决定于内因。外因是变化的条件,内因是变化的根据,外因通过内因而起作用。本病的机转,正是外因通过内因而起的变化作用。古人虽然没有明确指出外因决定于内因,可是《内经》"正气存内,邪不可干"和《金匮要略》"若五脏元真通畅,人即安和……不遗形体有衰,病则无由入其腠理",已经概括地说明这两者关系,特别是内因在发病机转上的重要性。柳宝诒说:"冬伤于寒,正春月病温之由,而冬不藏精,又冬时受寒之由也。"可见"冬不藏精"是"冬伤于寒"的根据,而"冬伤于寒"又是春温致病的条件。

本病的发病因素除上述"冬不藏精""冬伤于寒"以外,柳宝诒还认为有"时邪引动而发"的诱因。柳氏说:"盖以肾气先虚,故邪乃得凑之,而伏于少阴,迨春时阳气内动,则寒邪化热而出,其发也,有因阳气内动而发者,亦有时邪引动而发者。"据此,我们对春温的病因,有这样一个概念,如图 8-1。

冬令 $\Big\langle$ 肾气先虚——(内因)精气不藏 $\Big\rangle$ 寒邪内伏——(外因)寒邪化热 $\Big\rangle$ 春令 (发病条件成熟) $\Big\langle$ 新寒诱发引动伏热 $\Big\rangle$ 春温 春阳发泄郁热外达

图 8-1 春温的病因

(五) 证状

在概说中已讨论了本病的机转是"自内达外",而由于人之体质有强弱的不同,病邪有盛衰的差异,因而在临床证状上是变化多端的,归纳起来,不外于虚实两大类型。俞根初说:"伏温内发,新寒外束,有实有虚,实邪多发于少阳募原,虚邪多发于少阴血分阴分。"根据俞氏的分类,本病的发病机转如图 8-2。

伏温内发 新寒外束 $\Big\rangle$ 春温 $\Big\{$ 实——少阳募原 / 虚——少阴 $\Big\{$ 血分 / 阴分

图 8-2 春温的发病机转

俞氏对本病的分类,是根据临床证状而推断伏邪部位。必须说明,邪伏募原是吴又可论温疫而提出的,现在来讨论春温,是否恰当?我们要首先明确,古人所称的病邪所在部位,是以证状为依归,如离开了证状,就无法知道病邪部位的所在。吴又可对邪伏于募原解释说:"凡邪在经为表,在胃为里,今邪在募原者,正当经胃交关之所,故为半表半里。"吴氏所述募原证状,实际上是邪伏少阳并挟秽浊的表现;在临床上往往看到伏温外发的患者,如平素湿盛,其证状恒见寒热如疟称为募原伏邪外发,还是恰当的。募原为表里之分界,外可以出表,内可以入里。春温自内达外,募原外出见少阳证,入里顺传阳明,则有经、腑二证,所以邪伏募原属实。如初发病即见阴精枯涸,心烦不寐,面多油光,口干齿燥等水亏热炽现象,称为邪伏少阴,属虚。现以示意图说明如下,如图 8-3。

春温 $\Big\{$ 邪伏募原 $\Big\langle$ 出表——寒热类疟 / 入里——阳明经腑二证 $\Big\rangle$ 实 / 邪伏少阴——阴精枯涸口干齿燥——虚

图 8-3 春温的分类

俞氏对本病的分类是合乎客观的。

1.发病前的一般现象 本病由于邪伏少阴,郁久化热,起病时必然见到小便浑浊,或黄或赤,这是本病初起的辨证要点,也是新感与伏邪的辨证所在,新感传到气分才见溲黄,伏邪初起即见。蒋问斋说得很清楚,他说:"伏邪者,冬寒伏于募原之间,化热伤阴,表里分传,多为热证,以始得病时,溲即浑浊或黄或赤为据。"

在发病前两三日,"病者便有饮食乏味,夜寐不安,身体倦怠,精神奄忽或小便短赤或腰膂酸疼等现象"。喻嘉言说:"热邪久伏肾中……其发热也,皆从骨内郁蒸而出,皮间未热,而耳轮上下已先热矣。"此时注意有否兼挟新感,若系伏邪自内达外,不兼新感,则不恶寒或微恶寒。如因新感而引动伏邪的,则恶风寒。且新感引动伏邪者,其发病骤然而起,少有前期证状;伏邪自发者,其发病较缓,多有前期证状。

2.已发后的证状分类

(1) 邪伏募原:邪伏募原病机示意图,如图8-4。

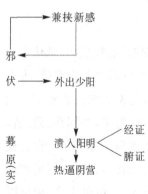

图8-4 邪伏募原病机

兼挟新感证状:头痛身疼,寒热无汗,咳嗽口渴,舌苔薄白,脉举之有余,寻之或滑或数。

头痛身疼,寒热无汗,舌苔薄白,都是风邪袭表之征。犯肺则咳嗽;内有伏热故口渴。脉举之有余为浮象,为病在表,寻之或滑或数,为里有伏热。此等脉证,乃外有风寒,内有伏热的现象。如单感风邪内无伏热者,则脉但浮而已,即有数象,也在浮部见之,不必待寻之始见。

外出少阳证状:寒热类疟,口苦胁痛,目赤耳聋,膈闷欲呕。

伏邪由募原外出少阳者,由于伏邪欲出,新邪欲入,交争于营卫,证见寒热类疟。少阳之脉布胸走胁循耳,故胁痛膈闷耳聋。胆火上炎,则口苦目赤;犯胃则欲呕。耳聋者,少阴之系,上连于肺,金水同源,少阴伏感熏肺,肺经之结穴在耳中,名曰"茏葱",专主乎听,金受火刑,故耳聋。王孟英说:"温热暑疫等证耳聋者,职是故也。"

溃入阳明证状:①经证,恶热,口渴,自汗。②腑证,腹满胀痛,苔燥起刺,便秘或溏而不爽。

伏邪由少阳外出,治之得法,病即由此而解;倘因循失治,则必溃入阳明。阳明者,两阳合明也,吴鞠通说:"温邪之热与阳明之热相搏,故恶热也。"里热太甚,故口渴,逼津外泄则自汗,是为阳明经证。若无形邪热失于清解,蟠据于中,阻其下降之机,传腑热结气壅,则腹满胀痛,大便不通。邪热伤津,则舌燥起刺。设脏热移腑大便溏者,是邪有下行之机,便溏是其出路,王孟英说:"温热病大便不闭者为易治。"这说明在温病大便溏者是一佳象。但亦以大便溏而臭秽者,方为热邪下出外泄,若自利清冷,完谷不化,不闻秽臭者,又为脾肾两败之恶候,必须鉴别。

热逼阴营证状:舌绛神昏,灼热谵语,斑疹吐衄(血分)等。

邪在阳明气分不解,化燥伤阴,乘阴气之虚,逼入营血。营气通于心,心主神明,不受邪,包络受之,包络乃心之官城,代心行事,为热所扰,故神志昏乱;言乃心声,热邪窜扰心包,故谵语。热逼阴营则舌绛;邪干营血,故斑疹吐衄。

总之,邪伏募原,由少阳外出,自内达外,若顺传阳明,热结气分,治得其宜,由气而解。否则热邪逼入阴营而见谵语、神昏等证,都是邪热炽盛,但以其邪伏募原外达阴气尚未大伤,所以称为实证。

(2) 邪伏少阴:邪伏少阴病机示意图,如图8-5。

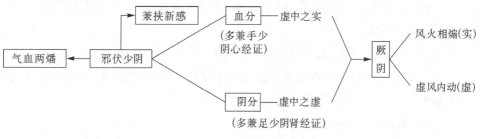

图8-5　邪伏少阴病机

1) 少阴血分:初发即见谵语神昏、手足躁扰等手少阴心经证,证虽属实,而本气已虚,故为虚中之实。

证状:初起除兼挟新感有恶寒外,一般都是温温发热,旋即灼热自汗,心烦不寐,手足躁扰,神昏谵语等心火亢盛现象。

温温发热——郁热初出,尚未燎原。

自汗——伏热逼津外泄。

2) 少阴阴分:初起即见阴分不足现象,如面多油光、口干齿燥等,故为虚中之虚。

证状:面多油光,尺肤热甚,口干齿燥,烦躁狂言,腰痛如折。男子梦遗失精,女子带下如注,小溲赤涩,状如血淋等阴竭阳亢现象。

面多油光——阴液为亢阳熏烁而泄越于外。

腰痛如折——腰为肾之外府,肾经伏热外发,故腰痛。

男子遗精女子带下——阴亏火亢,逼精外泄。

总之,少阴伏邪外达的证状,以神志昏乱为手足二经共有之征。《内经》说:"水之精为志,火之精为神。"少阴为水火之乡,心肾同居,二经受病,故多见有神志昏乱证状。在发病过程中,不是水亏,必是火旺。火旺则虚中之实,传入厥阴,热极生风,风火相煽;水亏乃虚中之虚,陷入厥阴,阴枯液涸,虚风内动。少阴伏邪,陷入厥阴,多见险候,外达而成气血两燔者,是为佳象。

3) 陷入厥阴:厥阴的主要证状为痉厥。从手少阴传来的属实,以心属火,肝为风木之脏,风火相煽,热极生风,因而出现惊痫瘛疭等证。从足少阴传入的为母病及子,少阴属水,水不涵木,虚风内动,故见筋惕肉𥆧、痉厥交替是为虚。

实证:状如惊痫,时时瘛疭,四肢厥逆,胸腹如焚,都是风火相煽、热极生风现象。

虚证:手足蠕动,筋惕肉𥆧,痉厥交替,两目上视或斜视,舌卷囊缩等水不涵木,虚风内动现象。

瘛疭——火郁之发,心脉急甚,热胜风搏,并于经络。

手足蠕动——将见痉厥之兆。临床上手足蠕动者,按之即止,瘛疭则强按之尚有抽搐。而瘛疭属实,手足蠕动属虚。

筋惕肉𥆧——肝主筋,筋失所养。

两目上视斜视——肝开窍于目,肝风内动,则目系急而斜视上视。

舌卷囊缩——厥阴之脉,挟舌本,络阴器,水不涵木,虚风两动,故舌为之卷,囊为之缩。

总之,邪陷厥阴有虚实两种机转,外现症状亦各有不同,实证由于热极生风,阴液未涸,而热极阴液必伤,实证失治,转而属虚,故邪陷厥阴为本病过程中的垂危阶段。

4) 气血两燔:少阳伏邪外达,由血转气,乃是邪向外透的佳象。

证状:壮热自汗,烦躁口渴,斑疹隐隐,舌绛脉数(前两句为气分证状,后两句则为血分证状。)

气分与血分的证状鉴别,如表8-1。

表8-1 气分与血(营)分证状鉴别表

证状\病型	热 型	口 渴	斑 疹	舌	脉
气 分	壮 热	口渴引饮	多见发疹	红	洪大
血(营)分	热不壮	口干但欲漱而不欲咽	多见发斑	绛或深绛	细数

3. 病遗证 温热之邪最易化燥伤阴,在大病以后,不劫胃津必伤肾液。

阴虚余热未清——午后身热,心中烦闷,舌红口干,脉细数。

胃津受伤,虚不受谷——得食便呕。

(六)诊断

本病诊断,除上述证状为主要依据外,脉象和舌苔,也是重要部分。此处重点讨论本病的脉象和舌苔的变化。

1. 脉象 从脉象的变化,可以测知正气之盛衰,推断伏邪的部位,如图8-6。

脉象
- 弦数,甚则沉数而躁——邪伏募原(实)
- 若兼新感,脉益绷急洪大
- 沉弱无力,或细弱不甚鼓指——邪伏少阴(虚)
- 若兼新感虽浮不甚明显,须托邪化热后,脉始浮数

图8-6 春温的脉象

弦数:为少阳之脉。

沉:为邪在里。

躁,盛也,动也。《灵枢·论诊疾尺》:"尺肤热甚,脉盛躁者,病温也。"吴鞠通:"脉盛躁,精被火煎沸也。"邵仙根:"寸关躁动者,伏邪勃发之兆也。"

脉沉数而躁,说明里热外达之象。兼挟新感脉浮,加以弦数或躁,故见绷大。

沉弱无力或细弱:为少阴水藏先亏,不能鼓邪外达。须待托邪化热后,始见浮数之象。

上述脉象,仅言其大概而已,章虚谷说:"温病初由伏邪,随气血流行在诸经中……其发无定处,故无一定脉象可示也。"这说明温病无定脉,必须结合证状来诊断而定治法。

2. 舌苔 观察舌与苔的变化,借以测知邪之浅深与津液的荣枯,如图8-7。

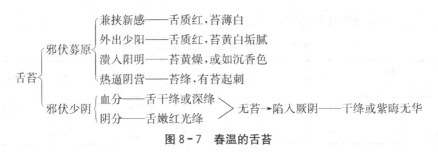

图8-7 春温的舌苔

伏气温病,郁热在里,初起舌质必红,迨邪从少阳募原外达,始见垢腻之苔。邪伏少阴,必伤阴液,故舌见干绛或深绛,乃火邪劫营之征。苔见灰黑,阴液已竭,为水不胜火之候。陷入厥阴,舌见干绛紫晦,热与血瘀,肝肾色泛,青黑相合,变为紫晦,最为险候。必待阴津来复,转出气分,始见苔垢。

(七) 治法

要有正确的治疗,首先要掌握病理机转。

病机:里热为主,表证为次。

治疗原则:清里为主,兼解表邪。在具体运用时,如兼新感者,则应根据先表后里处理。

方法:先用辛凉,以解外邪,继进苦寒,以清里热。特别要时时顾护真阴,鼓邪外达。

注意点:不宜用辛温升散与消导渗利。由于本病伏热在里,最易化燥伤阴;辛温升散,更劫其阳,消导渗利,徒伤其液,在临床上是要注意的。

1. 邪伏募原

(1) 兼挟新感

1) 表寒重里热轻:口不甚渴,无汗咳嗽——荆防解表汤。

荆防解表汤有部分辛温药物,因春天冬令,寒气犹存,表寒外束,阻遏内热不得外达。以其表寒重,故不得不借辛温之药,以驱寒邪。雷少逸说:"寒伤于表,表邪得解,即有伏气,亦冀其随解耳。"这是本病治疗上的变法。

2) 恶寒轻发热重:心烦口渴咽痛——葱豉桔梗汤加黄芩。

葱豉桔梗汤为俞根初经验方,以《肘后方》葱豉汤合刘河间桔梗汤去黄芩而成;今用于春温伏邪兼挟新感者,仍加黄芩,为辛凉解表、苦寒清里的复方。

(2) 外出少阳:寒热类疟——蒿芩清胆汤去碧玉散。

方解：伏温外出少阳，症见寒热类疟，胸痞作呕，乃患者素有温滞痰浊；今温热之邪与湿浊相合，阻遏气机，三焦为之不利，故见少阳证型。叶天士说："邪留三焦，亦是伤寒中之少阳病也，彼则和解表里之半，此则分消上下之势……因其仍在气分，犹可望其战汗之门户，转疟之机括。"治疗方法，叶氏提出"杏朴苓等，或如温胆汤之走泄"，但宜展其气机，虽属温邪，不可遽用寒滞之药，以其挟有湿浊也。

蒿芩清胆汤，乃俞根初师法叶氏，为和解少阳而设；少阳为胆与三焦合为一经，三焦气机不畅，胆火乃炽，故以青蒿其气清芬，功能辟秽透络，从少阳领邪外出。黄芩清泄胆火。佐以竹茹、枳壳、半夏、陈皮和胃化痰。使以赤苓，俾温热下行，从小便而出。去碧玉散者，以滑石甘寒，性沉下降，青黛咸寒入血，甘草壅中，于湿浊壅结者不宜。本方有利升降转气机之功，湿热之邪留连气分者，可望其战汗而解。

（3）溃入阳明：除经、腑二证外，往往见到热留胸膈，治宜双解者，兹分三部分讨论。

1）经证：但热不恶寒，烦渴加重，阳明热盛，胃津受伤，引水自救——新加白虎汤——辛凉泄热，甘寒救津。

口渴甚者，合雪梨浆沃之，吐白沫黏滞不快者，用五汁饮。

方解：伏邪不从三焦外解，必致内溃阳明；无形之热，未结里实者，治以新加白虎汤，辛凉泄热，外清肌腠，甘寒救津，以防液干；本方以薄荷石膏拌研，既有分解郁热之功，又无凉遏冰伏之弊，芦根清燥金之气；益元散通燥金之郁；竹叶、桑枝，清气热而外透肌表；陈米、知母，甘寒以滋胃液；荷叶宣中，清而能升；灯心淡渗，通而能降；以治阳明无形之郁热，并有清解三焦之功。若胃阴受伤，孤阳独亢者，合雪梨浆或五汁饮甘寒柔润于辛凉泄热方中，益胃而制燥金之偏胜，此又为辛凉甘寒之复法也。

2）热留胸膈：阳明经证气分燥热不解，邪热内聚，尚未入腑，往往热留胸膈；证见胸闷烦躁，面热唇红，齿垢舌糙，或谵语便秘，脉滑数者——凉膈散——清泄膈中郁热，表里双解。

3）腑证：①阳明燥实，腹满胀痛拒按，腹部灼热，便秘不通，脉沉有力——诸承气汤——苦寒通下，泄热存阴。②热结阳明，阴分素虚，无水舟停，口燥舌干，脉沉无力——先与增液汤增水行舟，服汤后，十二小时不大便者，合调胃承气汤微和之。

溃入阳明,除经证外,有热留胸膈、阳明燥实与阴虚热结三证,均宜使用下法。但三证的病机不同,治疗方法亦因之而异,兹将凉膈、承气、增液三方,列表比较之,如表8-2。

表8-2　凉膈、承气、增液三方比较表

方　名	病　机	证　状	脉　象	治　法
凉膈散	热留胸膈	胸闷烦躁,面热唇红,齿垢舌糙,或谵语、便秘不通	滑　数	表里双解
承气汤	阳明燥实	腹满胀痛拒按,腹部灼热,便秘不通	沉而有力	苦寒通下,泄热存阴
增液汤	正虚邪实	口燥舌干,便秘不通	沉而无力	增水行舟

温病不大便,吴鞠通认为不外两种原因:①热结——承气汤(实)。②液干——增液汤(虚)。

因此,邪热溃入阳明,出现应下之候,不可迁移时日,否则津为热燥,立见消亡。《内经》谓"下之不通则死",良由正气已虚,不能运药,邪气复实,更劫其阴,阴既消亡,阳无依附,阴阳离决,精气乃绝,故死。吴鞠通立应下失下五法,于无可奈何中救治,方颇精当,用之得法,效亦颇显。列表说明,如表8-3。

表8-3　应下失下五加减承气汤比较表

方　名	病　机	证　状	治　法	备　考
新加黄龙汤	正虚邪实	四肢无力,动则气喘,絮语郑声,神志昏糊	扶正驱邪	归、地、参、草、冬、大黄、芒硝、玄参、海参、姜汁
宣白承气汤	里实气壅肺气不降	喘促痰盛	脏腑合治	石膏、大黄、杏仁、蒌皮
导赤承气汤	热壅火府	小便赤痛,时烦渴甚	二腑同治	赤芍、细生地、黄连、黄柏、大黄、芒硝
牛黄承气汤	邪闭心包内窍不通	神昏舌短,渴不解饮	两少阴合治	安宫牛黄丸二粒调大黄末二钱
增液承气汤	阳明热结津液就干无水舟停	心烦口干,舌绛苔黄而燥	一腑中气血合治	增液汤加大黄、芒硝

（4）热逼营阴

1）发斑疹而神昏谵语者：①发斑——化斑汤——咸寒甘苦，凉血化斑。②发疹——银翘散去豆豉加细生地、丹皮、大青叶、玄参——芳香透络，辛凉解肌，甘寒清血。去豆豉者，吴鞠通："畏其温也。"③斑疹已透而仍神昏者——清宫汤合牛黄丸或紫雪丹——咸寒甘苦，以清膻中，芳化开窍，以宣络闭。④斑疹透露兼见腑实——大便闭结，溲赤短涩。

轻者，调胃承气汤；重者，犀连承气汤。

发疹经银翘散加减治疗，而疹不透者，可用承气汤通下，而疹得透者。吴鞠通认为疹不忌泻，若里结须微通之，不可令大泄，致内虚下陷。

2）热扰血络：灼热烦躁，吐衄便血——犀角地黄汤加石膏、知母、银花、连翘、倍生地——辛甘咸寒，清热凉血。

3）邪热传营，神明被扰：邪初入营，不发斑疹吐衄，但见夜寐不安，时时谵语，舌绛而干，口不甚渴——清荣汤去黄连——清荣中之热，而保离中之虚。

2. 邪伏少阴

（1）少阴血分

1）兼挟新感：加减葳蕤汤——滋阴助汗。

2）新感已解，伏邪外透：神昏谵语，郑声作笑——犀地清络饮或导赤清心汤调服牛黄丸、紫雪丹——清营泄热，开窍清心。

（2）少阴阴分

1）兼挟新感：黄芩汤加豆豉、玄参——清泄里热助阴达邪。

黄芩汤为清泄里热之剂，取豆豉有宣发伏热之功，无劫阴耗液之弊。玄参色黑入肾，清而能润。本方加味，能托少阴之邪外达，微汗而不伤阴。

2）新感已解，伏邪外透：①邪伏深重，先用陶氏逍遥汤清热救阴，继用加味知柏地黄丸滋阴降火。②邪少虚多，身热面赤，手足心热，甚于手足背，脉虚大——加减复脉汤——救护真阴。③阴竭火炽，心中烦不得卧——黄连阿胶汤——泻南补北。

（3）邪陷厥阴：临床证状，以痉厥为主，分虚实两型。

实证：风火相煽，热极生风——羚羊钩藤汤加蜈蚣、全蝎、地龙，调服牛黄丸、紫雪丹——急开热闭而熄肝风。

虚证：真阴内竭，空谷生风。急予滋潜镇填，而静虚风。吴鞠通三甲复脉汤、大小定风珠,随证选用。分别简介,如图8-8。

滋潜镇填,而静虚风 {
一甲复脉汤——下焦温病,阴虚液耗,大便溏者——滋阴潜阳
二甲复脉汤——但觉手足蠕动,舌干齿黑——防其痉厥
三甲复脉汤——热深厥甚,心中憺憺大动——镇摄肾气,以熄肝风
小定风珠——温邪久据下焦,既厥且哕,脉细而劲——壮水熄风
大定风珠——神倦瘛疭,脉气虚弱,时时欲脱——滋补真阴,而静虚风
}

图8-8 吴鞠通三甲复脉汤和大小定风珠

《内经》说:"阴之所生,本在五味。"上五方皆由血肉五味配合而成,且介类水族,活动于水,体阴而用阳,所以既能滋补真阴,又可摄纳浮阳也。但壮火尚盛者禁用。

(4) 少阴伏邪外达(气血两燔):玉女煎去牛膝加玄参,熟地易生地——两清气血。

3. 病遗证

夜热早凉:青蒿鳖甲汤——入阴搜邪。

得食便呕:《金匮》麦门冬汤加橘白、谷芽——清养胃阴。

青蒿鳖甲汤《温病条辨》有两方:一在中焦篇第83条;一在下焦篇第12条。两方药味各有差异,病机亦不同。

第一方中焦第83条:暮热早凉,汗出渴解,少阳疟偏于热重者——有桑叶、花粉,无生地。

第二方下焦第12条:夜热早凉,热退无汗,热自阴分来者——有细生地,无桑叶、花粉。

此处用第二方,以阴分有热取其入阴搜邪也。

小结

(1) 春温是发于立春后夏至前,临床上有里热特征的伏气温病。其致病原因,是由于冬不藏精,感受寒邪,伏于少阴,乘春阳上并而外发。它的性质是里有郁热,阴分先伤,所以在发病过程中,证状层出不穷,朝夕有燎原之势。

（2）本病导源于《内经》，历代医家，各有发明，至明代王安道、清代叶天士、柳宝诒三氏，肯定了本病发病机转由里达外，并提出有新感引动伏邪外发的一种因素。

（3）本病机转由里达外，在临床上除新感诱发的有表证外，伏温外发者，有邪伏募原与邪伏少阴两种不同机转，募原伏邪外达，有阳明燥热症状，内逼营阴，则出现谵语神昏、斑疹吐衄等，属于实证。伏邪由少阴外发者，称为虚证，因为少阴为水火之乡，心肾同居，不是水亏，必是火旺，水亏则木失所养，虚风内动；火旺则木火相煽，热极生风，临床上以神志昏乱、抽搐瘛疭为其特征。少阴伏邪外达，见气血两燔者，乃是邪向外透的佳象。

（4）春温以里热为主，表证为次，所以它的治疗原则以清里为主，兼解表邪；在临床上运用时，根据先表后里处理。治疗方法，先用辛凉以解外邪，继进苦寒，以清里热，特别要时时顾护真阴，鼓邪外达。在治疗过程中，忌用辛温升散与消导渗利，由于本病的性质是伏热在里，最易化燥伤阴，辛温消导渗利，均能伤阴耗液，这是必须注意的。

第九章

风　温

（一）定义

风温是新感温病范畴之内的一种疾病。它的定义，就是人体在春令感受了风热之邪，初起时必有恶风咳嗽等手太阴一系列表证的，临床上就称为风温。

（二）性质

《伤寒论》记载有："若发汗已，身灼热者，名'风温'。"但是它的性质，是属于伏温误汗后的坏证；而本病的性质，则是暴感风热，变局多端的一种新感温病。这是因为初春始开，厥阴行令，其气已温，而且风为阳邪，善行数变，所以本病在气热方张之际，每易出现风火内旋或少阳热毒上炎等变局的，实与性质攸关，故在讨论之前，先说明这一点，这与辨证论治实有很大裨益的。

（三）源流

本病名称，首见仲景《伤寒论》，晋代王叔和师承其意，并谓"病中更感异气而变的风温"；朱肱《活人书》曾记载"风温治在少阴厥阴，不可发汗"。这都是指伏气温病而言，清代的雷少逸、俞根初等氏也未易其说。持不同见解的，如叶天士等，始确定本病属于新感范畴。柳宝诒也直接指出说："另有一种风温之邪，当春夏间，感受温风，邪郁于肺，咳嗽发热……皆指此一种暴感风温而言也。"迄此风温一病，始有专章讨论，理法具详。

（四）病因

叶天士说："风温者，春月受风，其气已温。"吴鞠通说："风温者，初春阳气始开，厥阴行令，风夹温也。"吴坤安说："凡天时晴燥，温风过暖，感其气者，即是风温之邪。"因此，在春季，天时晴燥，风温气暖，素禀阴分不足之人，不耐阳邪之扰；或过度劳作汗出，肺气失于清化，腠理失于致密，触染此气，而发本病。但是，古人对风温的看法也不一致，也有认为属于伏邪，如雷少逸，如图9-1。

$$\text{冬伤于寒}\begin{cases}\text{至春感风而发——风温}\\\text{至春感寒而发——春温}\end{cases}\text{所感虽不同，伏气则一也}$$

图9-1　风温病因之伏邪

根据多数学者意见，及我们临床体会，风温证的病理机转由表入里，由卫气而及营血，因之不能认为是伏气温病。

（五）证状

在未介绍证状之前，首先必须了解风温的病理机转。叶天士是基于《素问·太阴阳明论》"伤于风者上先受之"的理论基础上认为"温邪上受，首先犯肺，逆传心包"。华岫云认为："此所谓温邪，乃是风温湿温之由于外感者也。"这说明了风温病机有两种转归。叶氏首先指出了病邪的侵入途径，首先犯邪，同时叙述了恶化的机转，述传心包。虽未指出顺传途径，而从他的著作《外感温病篇》说："卫之后方言气，营之后方言血。"王孟英说："细绎其议论，则以邪从气分下行为顺，邪入营分内陷为逆也。"由此我们可以知道顺传的途径是由卫到气，自营入血。也就是说由手太阴肺卫而顺传阳明气分为顺传，径入心包为逆传。风温传变示意说明，如图9-2。

温邪由口鼻吸入，手太阴肺卫受邪，下行阳明气分，渐入营血由表入里，是为

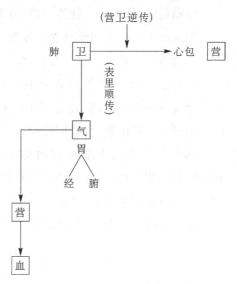

图9-2　风温传变

表里顺传。另一途径,手太阴肺卫受邪,既不外解,又不下行,直逼心包,以心肺同居上焦,部位相连,邪由肺卫径入心营,称为营卫逆传。两者传变的不同点,表里顺传,是在阳明气分燥热不解的基础上,由营入血。逆传不经过阳明气分阶段,而直接侵入心包,故传为逆。

1.表里顺传

(1)肺卫证状:身热恶风,头痛咳嗽,口渴,脉浮,苔白。

温邪上受,肺卫受邪,肺合皮毛,卫气通肺,吴鞠通说:"温病由口鼻而入,自上而下,鼻通于肺,肺者皮毛之合也。《经》云:皮应天为万物之大表,天属金,人之肺亦属金,温者火之气,风者火之母,火未有不克金者,故病始于此。"故初起即见肺卫证状。风为阳邪,必伤阳络,故头痛。邪郁肌表,卫外功能失司,故身热恶风。温邪袭肺,肺气不宣,邪热内扰,即咳嗽口渴;盖肺为清肃之脏,司治节而主一身之气,温邪内袭,降令失司,气通受阻,火热内燔,故咳嗽、口渴为风温必有之征。

(2)肺胃兼见:肺卫受邪,失于清解,则渐入阳明气分,胃属阳明燥土,风温为燥热之邪,燥从金化,热归阳明。陈平伯说:"肺主卫,又胃为卫之本,是以风温外薄,肺胃内应,风温内袭,肺胃受病。"故肺胃为温邪必犯之地。

证状:咳嗽而喘,烦渴汗出,胸闷脉数,舌苔微黄。

咳嗽而喘、胸闷——肺热炽盛,清肃降金失司。

烦渴汗出——阳明燥热逼津外泄,引水自救。

苔微黄——邪入气分,化热之征。

(3)邪入阳明:脏热移腑,顺传阳明,表现经、腑二证。

经证——汗大出,口大渴,大烦,脉洪大,身灼热,舌赤苔黄。

腑证——谵语便秘,脉沉弦而数,或大便微利者。

邪入阳明,化燥伤津,在经可见"四大"证状。如经证失治,燥热里结,则见便秘、谵语、腑实症状。大便下利者,乃温邪内逼,下注大肠,脏热移腑,邪有下行之路,王孟英称为"腑气通,则脏气安也"。治之较易。

邪在阳明气分阶段,往往出现白㾦红疹,或㾦疹并见,如图9-3。

$$风邪 \rightarrow 阳明气分 \begin{cases} 与营热相并 \rightarrow 斑疹 \\ 与湿邪相合 \rightarrow 㾦 \end{cases} \begin{matrix} 㾦疹并见, \\ 气营两燔 \end{matrix}$$

图9-3　邪在阳明气分

温邪留于肺胃气分,若太阴旧有伏湿者,风热与湿热相合,汗出不彻,郁于卫分,气化失宣,留连不解,由肌肉而外达皮毛,发为白痦。邪入阳明之络,气分郁闭,与营热相并,则发为疹。叶天士说:"疹属气者不少。"即此之谓。若气营两燔,则痦疹并见。

(4) 深入营血:斑疹并见,谵语神昏,或不语如尸厥,手足瘛疭,舌绛,脉弦数。

此邪热盛极深入营血,与三焦风火相煽,内窜心包,逼乱神明,闭塞脉络,以致昏迷不语,其状如尸,发痉发厥,险象毕呈。

2. 营卫逆传　谵语神昏,热渴烦闷,舌绛脉数。

外邪初入,先伤卫分之气,继则渐伤营血,此新感温病正常传变之次序也。今邪气由卫径入营分而见神志紊乱证状,叶子雨认为是"肺主气而居膈上,与包络脂膜相连,故经邪入脏易传心也"。章虚谷说:"心属火,肺属金,火本克金,而肺邪反传于心,故曰逆传也。"肺经热邪内窜心包,逼乱神明,如初起即谵语神昏者,乃逆传之的证,若阳明气分虽可出现谵语,而神必不昏,此与热结阳明有所区别也。心肺同居膈上,包络虽受邪害,而肺气亦必同时受累,金受火因,故有热渴烦闷气分燥热之证,此又与深入营血之候不同也。

(六) 诊断

本病与春温颇有近似处,应与春温作鉴别,如表9-1。

表9-1　风温与春温鉴别表

风　温	春　温
(1) 初起必感恶风,旋即身热而自汗。	(1) 初起径发热而不必恶寒,其由新感触发者,始有恶寒之感。
(2) 咳嗽为必发之征。	(2) 除素有咳嗽宿疾,或曾新感袭入肺络者,一般均无咳嗽现象。
(3) 初起脉多浮而兼数,表邪消失后,则不浮而单数。	(3) 初起脉搏大多或弦或数,甚或躁急,若最新感者,则兼见浮象,若表邪消失后,则浮弦渐减,转兼洪盛之象。
(4) 初起苔多薄白。	(4) 初起舌红无苔,迨伏邪转出气分或传入胃府,始生苔垢。
(5) 易于逆传心包	(5) 易于陷入阴枯液涸之境

（七）治法

1. 表里顺传

（1）邪在卫分

表证重——辛凉平剂，银翘散——清肃上焦，轻以去实。

表证轻——辛凉轻剂，桑菊饮——轻苦微辛，宣肺清络。

（2）肺胃兼见——麻杏甘石汤——开肺平喘，直清里热。

三方的主证：

银翘散——身热恶风，咳嗽口渴。

桑菊饮——但咳，身不甚热。

麻杏甘石汤——咳而且喘，汗出身无不热。

（3）邪入于胃

经证——白虎汤合益胃汤去冰糖加鲜石斛——白虎汤阳明之热，益胃滋阳明之液。

腑证——大便秘者——调胃承气汤——泻热存阴。

大便不结而微利者——黄芩汤——清热益阴。

白㾦——湿与热合——银翘散去荆芥加芦根、滑石、苡仁、通草。

王孟英说："……白㾦……虽挟湿邪，久不愈而从热化……似非荆防之可再表，宜易滑石、芦根、通草，斯合凉解之法矣。"银翘散为辛凉苦甘清肃上焦之剂，今去荆芥之解散，加滑石、芦根、通草、苡仁之淡渗利湿，正合"甘淡渗湿"之旨。本方苡仁，必须后入，方有透达之功。

（4）深入营血：热邪入营有轻重浅深之别，如图9-4。

$$入营 \begin{cases} 初入营分——清营汤去黄连——透热转气 \\ 深入营分——清宫汤送服牛黄丸——清心开窍 \end{cases}$$

图9-4 热邪入营

邪热由气入营，蒸腾营气上升，口反不渴，营气通心，谵语时作，邪初入营，神明欲乱；此时急宜开达，转出气分而解，清营汤能清营分之热，顾护营阴之虚，去黄连者，不欲其深入也。本方为邪初入营透热转气之有效方剂。

若热邪深入，走窜包络，逼乱神明，昏愦，时时谵语者，急宜清膻中，利诸窍，清宫汤合牛黄丸并用，泻火府而泻心用。保肾水而安心体，为咸寒甘苦芳香开窍之复法。初起逆传心包，亦可选用。

营分受热，则血液受劫，热甚血燥，郁于肌表血分，故必发斑。

发斑——化斑汤——热淫于内，治以咸寒，佐以苦甘——托斑外出，败毒辟温。

2. 营卫逆传　肺卫逆传心包，治疗方法与深入营血相同。

邪入营分，经治疗后，转出气分，仍从气分论治，临证细推，不可泛论，知犯何逆、随证治之。

总之，风温的治疗用药原则，是遵照《内经》"风淫于内，治以辛凉、佐以苦甘"。叶天士说："此证初因发热而咳嗽，首用辛凉清肃上焦……若色苍、热甚、烦渴，用石膏、竹叶，辛寒清散……至热邪内传膻中，神昏目瞑，鼻窍无涕液，诸窍欲闭……必用至宝丹或牛黄清心丸。病减后余热，只甘寒清养胃阴足矣。"这一段记载，把风温整个过程各阶段的治疗大法，以及顺传逆传等关键问题，作了原则性的启示，我们如能掌握这一原则，施于临床，自有得心应手之妙。

小结

（1）风温是春令感受了风热之邪的一种新感温病，在发病过程中变化多端，由于风性善行而数变，在气热方张之际，每易发生风火内旋的变局，这是与它的性质有关。

（2）风温病名，创自仲景，但是仲景所指的是伏气温病误汗后的变局。清代叶天士始确定本病属于新感范畴。

（3）本病发病机转由表入里，有表里顺传与营卫逆传两条途径。表里顺传，由卫气而入营血，营卫逆传，由卫分不经过气分阶段直接侵入营分，这是由于心肺部位相连的缘故。

（4）本病治疗，初起宜用辛凉解表，顺传气分，则宜清气热而保胃津；逆传心包，出现谵语神昏者，急宜清宫利窍，使其转出气分而解。若出现斑疹者，斑宜凉血，疹宜清营。若湿与热合，发为白㾦，则宜渗湿于热下，不与热相转，则邪热易解也。

第十章

暑　温

（一）定义

什么叫暑温？就是在小暑与大暑的节气之内，暴感暑热之气，随即发生身热、自汗、右脉大、口渴、面赤、少气、气阴受伤较甚的症状，临床上就称作暑温。

（二）性质

本病性质，是暴感暑热，属于新感。它和《素问·热论》所说的"凡病伤寒而成温者，先夏至日为病温，后夏至日为病暑"这一节精神，理有出入。因为春天既有暴感风温，那么夏令除热病外，也会有暴感暑温。这个说理，柳宝诒和雷少逸二氏论述甚详，爰录原文如下，以作参考。

柳宝诒："《经》云，凡病伤寒而成温者，先夏至日为病温，后复至日为病暑，据此则春之温、夏之暑，均是伏气所发而为病也；惟春时另有风温之邪，暴感而病，与伏气所发者，名同而实异。夏时亦有暑热之邪，暴感而病，与伏气所发者亦异。仲景恐与《内经》伏气之暑相混，故《伤寒论》中，名曰暍病；而王叔和《伤寒例》依《难经》伤寒有五而别之，谓冬时伏寒，至春变为温病，至夏变为热病。后来诸书，遂以伏气所发者，名为热病，而以暴感而病者，仍名曰暑病。"

雷少逸："夏伤于暑者，谓季夏小暑大暑之令，伤于暑也，其时天暑地热，人在其中，感之皆称暑病。"

（三）源流

古代无暑温病名，在夏月受了暑热，概称暑病。《内经》云："因于暑汗，烦则喘喝,静则多言""脉虚身热,得之伤暑"。这是暑病在症状和诊断方面最早的文献记载。《难经》云:"伤寒有五,有中风,有伤寒,有湿温,有热病,有温病。"所谓热病,就是包括暑病而言,也就是说暑病属热病范畴内。迨至汉代张仲景总结了前人的经验,结合自己临床的体会,对暑病才作出了治疗方法。如《金匮要略·痉湿暍病脉》:"太阳中热者,暍是也,其人汗出恶寒,身热而渴者,白虎加人参汤主之。"又:"太阳中暍,身热疼重,而脉微弱,此以夏月伤冷水,水行皮中所致也。一物瓜蒂散主之。"这就是治疗暑病的开端。嗣后随着温病学说的发展,对暑病治疗的范围,也就逐步扩大。由于感邪的程度轻重、临床所表现症状不同,所以后世医家对暑病的分类,名目繁多。如朱丹溪以冒暑、中暑、伤暑,为轻重虚实之辨;有的以不同症状来命名的,如猝然昏倒,手足厥逆的称为"暑厥";神昏项强,四肢抽搐的称为"暑风";灼伤阳络而吐血的称为"暑瘵"。此外,如张洁古以静而得之为中暑,动而得之为中热,中暑者为阴证,中热者为阳证。而张介宾说:"因暑而受寒者为阴暑,因暑而受热者为阳暑,此为夏月受暑热,故名阳暑。"以上各种定名,都是前人结合自己的临床经验而得出的结论。最后到了清代吴鞠通,对暑病的讨论得到进一步发挥,并创立了暑温这个病名,他说:"暑兼湿热,偏于暑之热者为暑温。"所以暑温的名称,由此奠定的。总的来说,本病的命名,是始于《内经》《难难》,阐于仲景,分类于明清名家,底定于吴氏鞠通。

(四)病因

暑温的发病因素,总括来说,不外内因与外因两种,皆由暑邪外袭,元气内亏所致。

1. **外因方面** 长夏酷暑,烈日当空,长途跋涉,汗出气伤,暑热乘虚暴感为病。朱丹溪说:"暑乃夏月炎暑也,盛热之气火也。"雷少逸说:"其时天暑地热,人在其中,感之皆称暑病。"喻嘉言说:"春主厥阴风木,秋主阳明燥金,冬主太阳寒水,惟春分后,秋分前,少阴君火,太阴湿土,少阳相火,三气合行其事,天之热,地之湿,日之暑,三气交动,其合也,天之热气下,地之湿气上,感之则病暑。"以上所说,由于外界气候的影响,而致暑温,属外因。

2. **内因方面** 体质虚弱,元气内亏,不足以御亢热之气候;或摄生不慎,饮食起居,失于节制,触感暑邪而为病。李东垣说:"暑热者,夏之令也,人或劳倦或饥饿,元气亏乏,不足以御天令亢热,于是受伤而为病。"喻嘉言说:"体中多湿之人,最易中暑,两相感之故也,外暑蒸动内湿,两气交通而中暑。"以上说明由于元气亏乏(抵抗力衰弱),影响内湿,而举发本病。

一般地说,外因决定于内因,才能致病;但是在临床上往往不是绝对的,两者是互为因果的。

(五) 症状

张景岳曰:"暑有八证,脉虚,自汗,身先热,背后寒,面垢,烦渴,手足厥冷,体重是也。"这是暑温的特征。

吴鞠通:"伤寒是伤于水气之寒,故先恶寒而后发热,本病则因于火盛克金,肺性本寒,故先发热,热极而后恶寒。"

冯氏锦囊:"暑为阳邪,故蒸热;暑邪伤气,故自汗;暑邪干心则烦,干肺则渴,干脾则吐利,上蒸于头则重而痛……"

暑温在初起的时候,没有卫分证状(兼寒例外),因暑热伤气,所以一开始便见太阴或阳明气分证状。叶天士也曾这样指出:"夏暑发自阳明。"吴鞠通说:"名曰暑温,在手太阴。"如果在这阶段治疗得当,很快就可结束病程;若暑邪太重,或患者体质虚弱,或由于治疗不当,很易使病邪深入,传到营分和血分。

1. 暑温本证

(1) 气分:一开始便发热身困(太阴气分受邪),汗大出(暑必伤气,热甚逼津外出),背微恶寒(汗出过多则气虚,气虚故背微寒,此与表不解恶寒不同)。形似伤寒,但右脉洪大而数(右主上焦气分,病在上),左脉反小于右(暑邪伤肺,火热克金),头痛且晕(头为诸阳之会,阳热上干则痛,热甚气伤则晕),面垢齿燥(面主阳明,胃热甚则面垢,肾主骨,齿为肾之余,土胜制水则齿燥),口渴引饮(火热伤津,饮水自救),面赤心烦(阴热充斥,里外皆热),烦则喘喝,静则多言(阳热甚于内则烦,气阴虚于内则静。心主言,气阴虚则心阳独亢,故多言),大便或秘,或泻,或泻而不爽(津液伤则便秘,肺移热于大肠则泻,阳热下迫大肠,欲出不得,则泻而不爽)。

(2) 营分

1) 高热持续不退,面目俱赤,脉洪滑或沉实,舌燥者,渴欲凉饮,饮不解渴,小便短赤,大便闭结,这是暑邪传入阳明,邪在气营之间。若热闭内窍,则见神志不清,烦躁谵语。气血两燔,则发斑疹,甚或四肢痉挛等,这是暑邪深入血分,出现手足厥阴症状。因为暑邪在侵入营分以后，很快便可波及血分，盖暑属火热之邪，传变极速，所以营血症状，往往混合出现。

2）暑温深入下焦，也有外热不甚，但见消渴，心热，烦躁，神迷妄言等症状，此为邪入下焦足少阴肾。至若出现呕恶吐蛔，寒热交替，下利血水，肢逆或四肢痉挛等症状者，此为暑邪深入足厥阴肝。

2. 暑温兼证

（1）暑温兼湿：初起微寒，发热，热势汗后较高，有汗而热不解，无汗更觉热甚，身重而痛，肌肉烦疼，口中黏腻，渴不欲饮，饮则呕恶，胸痞脘闷，肋满腹胀，大便泄泻或滞下不爽，与湿温初起证状很相类似。

凡身重而疼，是兼湿的特征，如张仲景曰："风湿相搏，身体疼痛……"又曰："湿家之为病，一身尽疼……"

（2）暑温兼寒：初起头痛恶寒（寒邪外束），身形拘急，皮肤大热无汗（腠理开阖失司），头晕，口干不欲饮，胸闷咳嗽（肺失清肃）……这一系列的证状，多由避暑纳凉，暑邪为表寒所遏，表寒外束，阳气不得伸越所致。此外还有一种呕吐泻利症状者，则由于恣食生冷瓜果，或引饮过多，内伤脾胃而成。但是兼表寒者在解散以后，便和暑温本证局面一样。

（六）诊断

本病诊断，除上述证状为依据外，还需结合脉象、舌苔的观察来推断病变的转化，以及病情发展情况，如图 10-1。

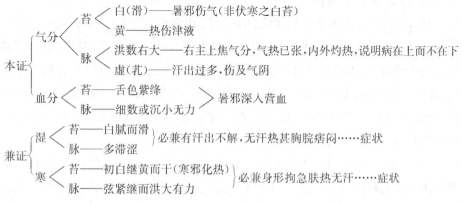

图 10-1 暑温的舌苔、脉象

（七）治法

张凤逵云："暑病首用辛凉。"暑热伤气为无形之热,故治宜清气热,肺为清空之脏,得辛凉则平,此乃是白虎的辛凉清热,不是发汗的辛散方剂。"继用甘寒",热甚劫津,气阴内伤,用甘寒以救气阴。"终用酸甘敛津",壮热炽甚,津伤气耗,必须酸甘化阴,以敛津气,而和阴阳。"不必用下",暑乃无形之热,可不必用下,但见有下之证,亦可用下。以上都是治疗暑温的基本原则。此外《明医杂著》云:"治暑之法,清心利小便最好。"因为暑多兼有湿,利小便可使热从下行,邪有出路,所以也是治疗暑温的一个方法。

1. 暑温本证

（1）气分

1）热势轻者:热不重,渴不甚,汗不多,用雷氏清暑涤热法(清暑涤热,清心利小便)。方中滑石、甘草即河间天水散,能解热涤暑;加上鲜青蒿、西瓜翠衣、连翘以清暑护心;前人所谓"暑不离湿",故兼用通草、茯苓淡渗之品通利小便。

2）热势重者:大热、大汗、大渴、脉洪大,以白虎汤为主。方中石膏辛寒之品,辛能解热,寒能胜火;知母苦润,苦能泻火,润能滋燥;甘草、粳米,健胃和中,使苦寒之品,不致损伤脾胃。所以白虎既能清暑热,又能保肺津,因暑证每多气虚,也就符合了古人所谓"治暑必顾其虚"的论点。

3）汗出过多(暑伤气):脉见洪大而芤,说明气阴已伤,宜白虎加人参汤,既清暑热,又救气阴。

《会心录》云:"暑热伤气,益气而暑自消,暑热伤阴,益阴而暑热自退。"

4）口干作呕者(热减有汗,津液被劫),用王氏清暑益气汤主之(清热补气养阴)。

5）汗多脉散(阳气发泄太甚,内虚不司留恋),喘喝欲脱者(喘即气短,因热伤元气所致,不等于热壅肺胃属实的气粗)生脉散主之。守阴留阳,方用人参补气,五味子敛阴,得麦冬甘润,又能滋肺胃之阴。生脉的用义:因为阴阳俱虚,不得互根,盖心主脉,肺朝百脉,以补肺清心的方法,则气充而脉复,酸甘化阴,守阴所以留阳,阳留则汗自止。

6）若暑邪蔓延三焦,舌黄而滑,邪在气分者,用三石汤主之。微苦微辛,兼芳香法,辛凉清热,败毒化浊。因为肺是主一身之气,气化则热化,肺开则膀胱也开。肺能通调水道,下输膀胱。方中寒水石治皮中如火燎,能解烦除满,安五脏伏热,治小便白。

(2) 血分

1) 高热持续不退,烦躁谵语,脉数舌绛者,用清营汤主之。清营中之热,保离中之虚。

若发斑者,加丹皮、大青、鲜芦根,凉血透斑。

若四肢痉挛者,加羚羊、钩藤、菊花,以熄肝风。

若神志昏迷者,加安宫牛黄或紫雪丹,泄热开窍。

2) 暑邪深入少阴消渴者,以连梅汤主之,滋阴补肾。盖心与肾,俱属少阴,今暑为火邪,最易入心,以火从火,独亢于上,而致肾水不济,所以消渴。方用黄连泻壮热之火,使其不伤津液,乌梅生津止渴,阿胶救肾水,麦冬、生地配合乌梅,因酸甘化阴,故消渴自止,虚者则加人参。

3) 暑邪深入厥阴麻痹者,以椒梅汤主之,扶正驱邪。证见舌灰、心下板实,呕恶吐蛔,寒热,下利血水,甚至声音不出,上下格拒,这些证状都是说明病已至正虚邪炽的严重阶段,急宜扶正驱邪。方用白芍疏肝,干姜健脾,正虚用人参,邪热炽盛用黄芩黄连,胸脘痞满用枳实,下利血水用芩、连、芍,呕恶吐蛔用芍、梅、半夏。

2. 暑温兼证

(1) 兼湿者:如气分证状而身重疼痛、胸闷、苔白腻,用白虎加苍术汤主之,开气湿之热结。

吴鞠通:"身重者湿也……以白虎清阳明之热,苍术燥太阴之湿。"

叶天士:"……暑湿相搏,而偏重湿者,以苦寒辛寒之药清其暑,以辛温雄烈之药燥其湿,而以甘平之药缓其中,则贼邪正邪皆却,正自安矣。"

(2) 兼寒者:形寒拘束,肤热无汗,用新加香薷饮主之,本方中香薷作用,在于辛温以解外遏之寒,芳香以透在表之暑,着重在表分方面,故有夏令麻黄之称。

吴鞠通:"伤寒非汗不解,最喜发汗,伤风非汗不解,最忌发汗,只宜解肌,此麻、桂之异其治,即异其法也。温病亦喜汗解,最忌发汗,只宜辛凉解肌,辛温又不可用,妙在导邪外出,俾营卫气血调和,自然得汗,不必强责其汗也。若暑温湿温,则又不然,暑非汗不解,可用香薷发之,发汗之后,大汗不止,仍归白虎法,固不比伤寒作风汗漏不止而必欲桂附护阳实表,亦不可屡虚其表,致令厥脱也,观古人有生脉散法,其义自见。"

发汗后,暑证悉减,但头微胀,目不了了,余邪不解者,以清络饮主之。方用荷叶边、银花、西瓜翠衣、扁豆花,丝瓜皮等,甘凉芳香轻剂,轻可去实,以清肺络中之余邪。(表 10-1)

表 10-1　暑温本证兼证证治简明表

病　名	暑温本证	兼　寒	兼　湿
病　因	元气内亏,暑邪外袭	静居幽处,遇冷着凉	暑热郁蒸,湿气氤氲,二气相合,感而成病
病　机	暑热伤气	暑为寒遏	暑湿阻于气分
症　状	恶热、多汗、心烦、喘喝	恶寒、肤热无汗、身形拘急、肢节疼痛	身热汗出、心烦、渴不多饮、身重体痛
脉　象	洪数右大于左	弦紧	大多濡缓
苔　色	白燥或黄	苔白	白腻或滑
治　法	辛凉泄热,甘寒救津	辛温解表	辛凉兼燥湿
例　方	白虎加人参汤	香薷饮	白虎加苍术汤
备　注	张景岳谓之阳暑	张景岳谓之阴暑	俗名暑湿

附　暑厥、暑风、暑瘵、暑秽

(一) 暑厥

1. 病因　暑热闭窍。

2. 证状　夏月感受暑邪,猝然晕倒,不省人事,手足逆冷……

3. 治法　不可骤用寒凉,宜芳香开窍,泄热清心。

4. 方剂　牛黄丸、至宝丹、飞龙夺命丹、行军散(或童便和姜汁灌之),俟苏醒后,再用辛凉以清火除热。

本症最忌风药及艾灸,若误用之后,则火邪得风药,其热更炽,无异火上加油。

(二) 暑风

1. 病因　暑热引动内风。

2. 证状 忽然昏倒,手足抽搐,厉声呻吟,角弓反张,牙关紧闭……

3. 治法 清离定巽法(清火定风法)。

按:《温病条辨》载有小儿暑痫、大人暑痫(即本症),热初入营,肝风内动,主张用清营汤加丹皮、钩藤、羚羊角(不可作癫痫治)或牛黄丸、紫雪丹之类。

如喉间有痰加川贝、天竺黄、胆星、石菖蒲、远志之类。若抽搐不停加用蜈蚣、全蝎研末吞服(一名止痉散)或用地龙、僵蚕等镇肝熄风,针刺疗法亦可使用。

[暑厥与暑风的区别]

(1) 李梴《医学入门》:"暑风暑厥者,但以手足抽搐为风(外窜经络则为痉),手足逆冷为厥(内逼膻中则为厥)。"

(2) 参考材料:夫暑邪由口鼻吸入,直逼血络,鼓动内风,风火盘旋,势不可遏,此少阳相火,太阴湿土,厥阴风木,三气合并,奔窜无常,故为痉为厥也。

(3) 暑热之邪内袭,招引相火,火动风生(风火相煽)则肝木失养,故筋脉挛急,风煽火炽,则包络受邪,故神志昏迷,形若尸厥也。

(三) 暑瘵

1. 病因 暑瘵又名暑痨,是由于暑热侵肺,迫血妄行,热逼血出。

雷少逸云:"盛夏之月,相火用事,火烁肺金,复燃阳络,络血上溢所致。"阳络伤则血外溢,阴络伤则血内溢。

2. 证状 吐血、衄血、烦热口渴、咳嗽气喘……

叶霖云:"暑瘵乃阴气不生,阳气不潜,证见咳血吐血,日晡蒸热,早间清爽,舌白口渴,头胀身痛,皆暑热之邪内袭,阴劫络伤,宜清络热。"

3. 治法 清暑热以保肺,清络热以止血。如沙参、甜杏仁、川贝母、瓜蒌皮、连翘、麦冬、竹叶、鲜生地、鲜荷叶汁一杯和服,尤有奇功,血止再育阴。

《温病条辨·上焦篇》:"暑温寒热,舌白不渴,吐血者,名曰暑瘵为难治,清络饮加杏仁、苡仁、滑石汤主之。"

但在临床上要辨别清楚,如非血热,不宜过用寒凉,如褚澄云:"吐血用寒凉药,百无一生,用人尿者,百无一死。"尿可以引血下行,但暑瘵吐血,为血热妄行,故用清凉,凉血可以止血。

4. 治疗注意

(1) 若误用温补,则络中伏热不得外达,必成不治之症。

(2) 医见白苔,多疑伏寒,未敢用清凉,则贻误不浅。

(四) 暑秽

1. 病因　暑热秽浊,蒙蔽清窍。秽浊者,即俗称龌龊也。

本症多发生于夏秋之间,良由天暑下逼,地湿升腾,暑湿交蒸,更兼秽浊之气交混于内,人受之,多由口鼻而入,直犯募原。

2. 证状　初起头痛而胀,肤热有汗,闷乱烦躁(起坐不安之意),呕恶肢冷,甚则耳聋神昏,右脉滞钝……

(1) 偏于暑者——舌苔黄色,口渴心烦,为暑秽也。

(2) 偏于湿者——苔白而腻,口不作渴,为湿秽也。

治法:宜芳香化浊(治五月霉湿,并治秽浊之气),如藿香、佩兰、陈皮、制半夏、大腹皮、川朴、荷叶、菖蒲等。

暑秽,加滑石、甘草。

湿秽,加神曲、苍术。

寒者用玉枢丹,热重者可用至宝丹或紫雪丹,外用通关散取嚏,亦可采用针刺疗法。(表10-2)

表 10-2　暑病证治简明表

分类 病名	原因	主要特征	治法	方剂举例
暑温	暑热伤气	多热、多汗、面赤、口渴、右脉大于左部	清气热,益气阴	白虎加人参汤
暑厥	暑热闭窍	猝然昏厥、肢冷、面垢、齿燥	开窍、泄热、清心	牛黄丸或至宝丹
暑风	暑热引动内风	猝然昏倒、四肢抽搐、角弓反张、牙关紧闭	清热熄风	清营汤加羚羊角、紫雪丹、牛黄丸
暑瘵	暑热侵肺迫血妄行	烦热、咯血、衄血、咳而兼喘	涤热、凉血、清肺	清营汤去黄连,佐以清络饮加丹皮、茅根、倍生地
暑秽	暑热秽浊蒙蔽清窍	闷乱、烦乱、呕恶、肢逆	芳香辟秽	六和汤,加菖蒲,热甚送服牛黄丸,呕者玉枢丹

小结

（1）本病是夏令感受暑邪而即发的一种时令病。

（2）本病的形成主要由于元气内亏和暑邪外袭的内外因素所致。

（3）本病的主要证状为身热、汗大出，烦渴、脉洪大。故治疗以清气热益气阴为基本原则，同时再依据具体证状表现，随证施治。

（4）暑厥、暑风、暑瘵、暑秽四个疾病的致病因素与发病季节，大致和暑温同出一源，但是由于它们所感受暑邪程度不同，因而临床上表现出的证状也就不同。

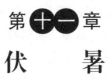

第十一章

伏　暑

（一）定义

伏暑是夏月感受暑邪，伏于体内，迨至秋后为外邪激发，起病骤急，内热证状严重的一种疾病，谓之伏暑，又称晚发。

吴鞠通："长夏受暑，过夏而发者，名曰伏暑。"

吴坤安："晚发者，长夏暑湿之邪、留伏于里，至新秋引动而发也。"

综合二氏所论，概指定义而言。

本病是由于素体气虚，在长夏季节里感受暑邪，而伏于体内，未即发病，到了秋令以后，由于它的发病条件已经成熟，遇到了外邪的激发，证状就显露出来，所以起病骤急、病势深重。

它的发病季节，秋冬二季皆有。一般说来，以秋季为多，冬季为少。

由于它的发作时间，有早有迟，因而在病名上，有"伏暑秋发""晚发""伏暑伤寒""冬月伏暑"等名称。但是总的说来，名称虽各不同而成因都是一致的。

（二）性质

本病是属于伏气温病的范畴，它的性质，同春温一样，一开始就表现出内热深重，病起即见腹热如焚，便色如酱和心烦恶热，燥扰不宁的现象，而异于春温。这是因为两者病因不同、春温是感受的冬令之寒，伏暑是感受的夏日之暑。这个问题，柳宝诒说得很清楚，他说："暑秽之邪，从口鼻吸受者，由肺胃而伏于募原，至秋令凉气外束,则发为伏暑;冬寒之邪,从皮毛袭入者,由太阳而伏于少阴,至春令温气外达,则发为伏温暑温两病,其病源见症,截然两途。"

(三）源流

伏暑病名,正式见于文献记载的,最早见于明代王肯堂所著《证治准绳》一书中。他说:"暑邪久伏而发者,名曰伏暑。"这可以说是本病名称记载最早的开端,以后才见到更多的有关于伏暑病的论述。

尤其到了清代,各温学学家,都对本病作了专门讨论,如俞根初的《通俗伤寒论》、吴鞠通的《温病条辨》、雷少逸的《时病论》、吴坤安的《伤寒指掌》、周扬俊的《温热暑疫全书》、邵步青的《四时病机》、陆子贤的《六因条辨》……其中以俞根初、陆子贤、吴鞠通等人尤有研究,因而大大地丰富了本病的内容。在理论上和治法上,更臻于完善。

有人认为《素问·生气通天论》所说的"夏伤于暑,秋为痎疟",即是指本病而言。这样的说法,其理由是:因为本病初起的时候,在证状上,有一个寒热模糊类疟的过程,大概因为类疟,就作为疟疾一类看待。

(四）病因

本病的病因,从王肯堂至清代各家都一律认为是感受暑邪,这点是一致的意见,没有问题的。但是我们要讨论一下,在上一章所讨论的暑温也是感受暑邪,就是说同是感受暑邪,为什么一是感而即发,一是逾时而发呢?现在就来谈谈感受暑邪以后逾时而发的原因。

陆子贤说:"盖人于盛暑之际,汗泄气疏,百节弛张,设或有隙,邪乘虚入。"《内经》所谓:"至虚之处,便是客邪之处。"

陆子贤只说到体质因虚受暑,因虚留邪,我们再看看吴鞠通的说法,就能更进一步清楚。

吴鞠通说:"……其不即病者,内舍于骨髓,外舍于分肉之间者,气虚者也。盖气虚不能传送暑邪外出,必待秋凉金气相搏而后出也。"

从陆、吴两氏的论说中,可以看出:伏暑与暑温的形成,在于气虚程度的轻重不同,而有所区别。但是古人对本病病因的推测,还有根据时间和症状来分析的,例如:

吴鞠通："长夏受暑,过夏而发者,名曰伏暑;霜未降而发者稍轻,霜既降而发者则重,冬日发者尤重,子午丑未之年为多也。"子午君火司天,暑本于火;丑未湿之司天,暑得湿则留。这是吴氏观察本病症状轻重,联系到自然气候变化来推断的,也就是和邵仙根氏所说的"其发愈迟,则邪伏愈深而病愈重"的意思一样。

由于这样,本病的发病条件,是决定于气虚;同时时间的长短,也决定了病势的轻重。可是,伏暑的病势,怎样权衡其轻重的程度呢? 这一点,俞根初就具体从症状方面,以邪气伏藏部位来划分,既指出发病原因,又辨别了浅深轻重。他说:"夏伤于暑,被湿所遏而蕴伏,至深秋霜降,及立冬前后为外寒搏动而触发;那伏募原,而在气分者病轻而浅;邪舍于营,而在血分者病深而重。"

总之,本病的发病原因,根据讨论,归纳起来,可作如下的结论,如图 11-1。

夏令汗泄气虚,或摄
生不慎,暑湿袭伏
$$\Big\langle$$
伏于募原——轻——湿热
舍于营分——重——暑燥
$$\Big\rangle$$
时间——
$$\Big\langle$$
霜未降而发者——轻
霜已降或冬令发者——重

图 11-1 伏暑病因

（五）证状

本病是伏气温病中的一种,伏气温病由里达表,根据邪气的盛衰和体质的强弱,有发于募原和发于少阴的两种类型。本病也是根据这种分类,来进行介绍。

不过,本病的两种类型是邪伏募原与邪舍于营(初起即现心营证状),在未具体讨论证状前,先来谈谈它们的发病过程中的机转。发病过程示意,如图 11-2。

新凉触发
$$\Big\langle$$
邪伏募原→卫分→卫气分→气分
邪舍于营→卫营兼见→进入营分→血分

图 11-2 伏暑发病过程

邪伏募原,初起即现卫分阶段证状,是因新凉触发。不久,新邪渐入气分,但尚有残余之邪留在卫分,同时伏邪被新邪激发也外出于气分,因而就形成了卫气分阶段证状。直待新邪完全脱离卫分以后,才算是气分本症出现。

气分阶段邪轻,可以趋向痊愈,邪重则进入营分。

邪舍于营,初起即现卫营兼见证状,也是因新凉所触发的,必待卫分证状消失后,原营分证状毕露。不过本病营分证状的出现,它的来路有两条,一条是本身为新凉激发而出现的;另一条是募原伏邪,由气分内溃而来的。

营分之邪,如果在体质抗邪力强,或治疗得当,即可转出气分而解;反之,亦必深入血分。追邪入血分以后就没有什么募原伏邪和营分伏邪的区别了。

最后还要说明,本病所谓伏于募原和邪舍于营,就是湿热淹滞留着在三焦和阳明气分,叫作伏于募原,因为初起传变,必见这些证状的意思。至于邪舍于营,就是暑燥邪热,劫灼营阴,所以开始就见营分少阴厥阴(手)的证状而不见气分证,必追营热透泄以后,再重行转出气分的意思。明白了这一点,既可以知道募原和营分的具体用意,同时更可以从性质上知道其为湿热和暑燥,是一种虚实相对的两个辨证类型。

1. 邪伏募原　募原伏邪有卫分、卫气分、气分三个阶段,这三个阶段的证状,因和感冒、疟疾和暑温,各有类似之处。但是为了讨论方便和鉴别清楚起见,因此在每一阶段的证状上提出来与类似的病分辨一下。

(1) 卫分:邪在卫分,出现发热恶寒、头痛身痛等证,但需与感冒作鉴别。

相同点:发热、恶寒、头痛、体痛。

不同点:伏暑,午后寒热尤重,肢体倦怠,便溏溺赤而短。感冒无上证。

(2) 卫气分:邪在卫气分阶段,因寒热类疟,需与疟疾鉴别。

相同点:寒热模糊,胸脘痞闷,口渴心烦。

不同点:伏暑,午后寒热较重,入暮尤剧,天明得汗,诸恙稍减,而胸腹之热不除。疟疾,发作有时,得汗则病势如拂。

胸腹之热不除为伏暑的特征。

(3) 气分:邪在气分阶段,因但热不寒,需与暑温作鉴别。

相同点:但热不寒。

不同点:伏暑,热甚于夜,汗出而胸腹灼热如焚,大便多溏而不爽,或见瘖疹。暑温,烦则喘喝,静则多言。

此外还可在发病季节,以及出现这些证状的早迟方面鉴别。

暑温:由小暑到立秋,初起即现气分证状,无里证(便溏呕恶)。

伏暑:立秋以后,须经过卫分阶段证状,有里证(便溏呕恶)。

伏暑在阳明气分阶段,若大便溏者,一时难以辨其在经在腑,需俟二候左右,追湿邪化热,大便秘结始可分辨(五日为一候)。

2. 邪舍于营　所谓邪舍于营,就是初起即出现了心包症状,心包属营,举营赅血,营为枢机,最易入血。因此,所谓邪舍于营,实质上就包括了营分和血分两个阶段的症状。现在先谈谈营分的证状。

（1）营分：舌绛肢厥,胸腹灼热,烦躁不宁,渴不喜饮,神昏谵语。

营分证状的出现,有两条来路:一条是由募原伏邪由气分溃入营分的;另一条是邪舍于营,为新凉激发而出现的。

虽然说两者的证状基本相同,但在初现营分证状时,治法却有分别,因此对营分阶段初期的症状,仍有分辨的必要。

募原内溃:舌绛苔厚,黄白相兼,经过卫分,无寒但热。

邪舍于营:舌绛无苔,嫩红干光,起病骤急,兼感者则有恶寒。必须等待卫分的恶寒现象已解,这时两者才没有什么大的差别。

血分与营分毗邻甚近,伏邪极易由营入血,伏邪在血分所发生的症状,已经没有募原伏邪或邪舍于营所侵入的区别。

（2）血分：四肢厥逆,外热不扬,神昏如尸厥,手足抽搐,咬牙啮齿,甚则下血、衄血或发斑疹。

这是一系列的手足厥阴见证,在抽搐、神昏方面,初起为实,时久为虚,虚实之间,治疗不同应予鉴别,如表11-1、表11-2。

表 11-1　抽搐虚实辨证

分 类	发作现象	抽动幅度	抽动力量	反 应	原 因
实 证	间歇而发	大(手扬足踯)	劲张有力	触之则抽	风火相煽
虚 证	持续不停	小(震颤)	弛缓无力	握之则止	水不涵木

表 11-2　神昏虚实辨证

分 类	脉 象	舌 质	外 候	呼 吸	原 因
实 证	滑实有力	红 绛	身热灼手	迫 促	邪犯心包
虚 证	浮泛无力	淡	甚或肤冷	微 弱	元阳将绝

出现此象的原因,一则是体质素亏,再则伏郁之热,更伤其气血阴精,故形成如此之证。见此险候,辨治更应注意。

(六) 诊断

1. 邪伏募原　见表11-3。

表 11－3　邪伏募原的诊断

部位＼诊断点	舌 苔	脉 象	证 状	病 机
卫　分	苔白不厚	弦　滞	伴有恶寒	新凉外束
卫　分	苔厚如积粉	模糊不清	小便如油	伏邪深重
气　分	苔黄而干	洪　大	自汗烦渴	热盛伤津
气　分	焦黄或黑而起刺	沉　实	腹满或痛	热结胃腑
营　分	舌绛而苔厚腻	细　数	神昏谵语	由气入营

2.邪舍于营　见表11－4。

表 11－4　邪舍于营的诊断

部位＼诊断点	舌 苔	脉 象	证 状	病 机
营　分	舌绛无苔	弦　数	兼有恶寒	新凉激发
营　分	舌绛无苔	细　数	神昏惊厥	邪犯心包
血　分	深绛或紫晦	细　数	手足抽搐	风动痉厥

（七）治法

在未具体讨论治疗之前,先谈一下本病治疗原则,大凡伏气温病的治疗,必须分清虚实两途,所以何廉臣说:"春夏间伏气温热,秋冬间伏暑晚发,其因虽有伤寒伤暑之不同,而蒸变为伏火则一,故其证候疗法,大致相同,要诀在先辨湿燥,次明虚实。"

何氏所谓燥湿和虚实,就是要我们在治疗中,分清伏邪在募原,还是在阴分(邪舍于营)。俞根初氏说:"邪伏募原,在气分属湿属实,邪舍于营在血分属燥属虚。"

邪伏募原:在气分,湿热,属实。

邪舍于营:在血分,暑燥,属虚。

这样就得出本病的治疗原则,如图 11－3。

治疗原则 { 邪伏募原(实)——宣透清解,佐以通降(三焦肠胃为主) ; 邪舍于营(虚)—— { 宣透郁热,佐以开窍(手厥阴心包为主) ; 滋养阴液,佐以熄风(足厥阴肝经为主) }

图 11－3　伏暑的治疗原则

此外,在募原伏邪这个类型中,又须区分热重和湿重,所以吴鞠通道:"暑兼湿热,偏于暑之热者为暑温,偏于暑之湿者为湿温,湿热平等者两解之。"

又说:"伏暑、暑温、湿温,证本一源,前后互参不可偏执。"

因此,当我们诊断热偏重者,就仿暑温的治法治疗,湿偏重的就仿湿温的治法治疗。这些方法,分别在暑温和湿温中介绍了,这里就不再加以讨论。

1. 邪伏募原

(1) 卫分:发热恶寒。初因新凉激发,出现恶寒发热,无汗等卫分证状,应分辨感受外邪的轻重,和伏邪的浅深,然后进行治疗。

1) 微汗而寒热不解(新感与伏邪均轻)——新加香薷饮。

2) 脉紧、无汗而恶寒甚者(新感较重)——三物香薷饮。

3) 表证轻而内热重者(伏邪过重)——黄连香薷饮。

这三个方剂的主要作用是:解表发汗,以解新寒而透伏热。

(2) 卫气分:寒热模糊类疟。这个阶段的治疗,必须分辨是热重还是湿重。

1) 湿重——口渴,苔腻,渴不欲饮——薛氏五叶芦根汤。

2) 热重——脘闷作恶,渴而烦者——蒿芩清胆汤。

这两个方剂的主治虽有热与湿之分,但它们的共同作用是轻宣透达,和解泄热。

(3) 气分:但寒不热。伏邪溃入阳明气分,其治疗应辨明在经在腑。

1) 经证——烦渴引饮,苔黄舌燥——新加白虎汤。

此时若见白㾦或红疹者,可予新加白虎汤加减治疗。

白㾦——加牛蒡、连翘、薏苡——清热化湿。

红疹——加银花、连翘、丹皮——清气凉营。

2) 腑证:腑证的变化多,按证论治。

呕恶便溏而不爽利者——枳实导滞汤。

便秘而渴,得水则呕,胸痞按之痛——小陷胸汤加枳实。

这两个方剂的作用是苦辛通降。

便秘腹满,潮热谵语或腹痛——大承气汤——苦寒下夺。

(4) 内溃营分:由气入营,舌绛苔厚,神昏谵语。轻者,白虎加地黄汤;重者,清营汤,佐以牛黄丸。

方剂作用:透营转气,泄热开窍。

伏邪进入营分,初期必须争取转出气分而解,即叶天士说"入营犹可透热转气"的意思。但伏邪深入营分以后,又须参考邪舍于营表解后的治疗。

(5)善后:伏邪在气分阶段,如能进行及时治疗,就能较顺利的转向坦途。但在临床上往往见到热邪虽去,而余焰未熄,留有一二证状为患的情况,故对善后调治,也是重要的一环。

1)大便已解,内热仍重,小便赤涩作痛——蒿芩清胆汤加木通——清利三焦。

2)下后邪热未净,下症复具(如发热、苔黄等),仍可再下。

阴伤不甚——调胃承气汤——下其郁热。

阴液已伤——增液承气汤——下其郁热。

3)热退、口燥、舌红、作恶(气液两伤),竹叶石膏汤加鲜石斛、白茅根、蔗汁——甘凉清养胃阴。

2. 邪舍于营

(1)营分

1)新凉激发——舌绛无苔,恶寒无汗——银翘散加生地、丹皮、赤芍、麦冬——开气分之表,泄营中之热。

2)表邪已解(或由气入营以后的),分别轻重。烦躁不宁,手扬足踯,谵语,小便短赤——导赤清心汤——导火下行。

神识昏瞀,四肢厥逆,不语,或发惊厥——犀地清络饮——泄热开窍。

这两方的主要作用还在于清营凉血。但凡神志发生昏迷不清时,可于汤剂中兼送安宫牛黄丸、紫雪丹、至宝丹等,随证选用。但据一般运用经验是:

安宫牛黄丸,适用于高热神昏,手厥阴证状显露者。

紫雪丹,适用于既显手厥阴症,且伴有足厥阴症状者。

《局方》至宝丹,适用于邪入心包而因于痰热者。

(2)血分

1)风动痉厥:手足抽动,轻者羚羊钩藤汤,重者犀羚三汁饮。清热熄风,开窍透络。

如抽搐甚者,可于上方中加入蜈蚣、全蝎、地龙、僵蚕等熄风药。

凡是见症神昏,又加上手足抽搐,病势更深一层,已入血分。所以当我们使用开窍熄风的药物,这是非常恰当的。但亦往往在二三日后才见到苏醒神情,切不可因为服药后没有见到证状的改善,便就更弦易辙,这样会容易导致挽救上的困难。

附带说明的是,病至高热神昏痉厥,此时可酌配针法治疗,对神昏抽搐之效果亦大,能更发挥汤药之治疗效果。

2) 热逼血液,如图11-4。

发斑——化斑汤加丹皮、赤芍、紫草、生地、大青叶、人中黄
出血——犀角地黄汤加人中黄(出血包括吐衄、便溺) 凉血解毒

图11-4 热逼血液

3) 两种转归

良好:伏邪由营分转出气分,自然是最好的转归;若伏邪深入血分以后,经过治疗神志渐清,抽搐停止的,亦是向愈之象。

大便秘结,轻者,清燥养营汤去新会皮,加鲜石斛、熟地露、甘蔗汁等;重者,增液汤或增液承气汤。

包络痰热未净,神志虽清,夜有谵语,舌质仍红,用玳瑁郁金汤去紫金片加万氏牛黄丸,清肃痰热。

不良:经久神昏不醒,或抽搐不止,已属于虚象,出现这种证状,预后多不良。

手足蠕动,阴精虚极者——三甲复脉之类——育阴潜阳。

昏迷久延不醒,阳虚汗多欲脱者——参归鹿茸汤——扶元回阳。

参归鹿茸汤方见《重订广温热论》,此方仅作举例介绍,还须结合病情使用。

昏迷的兼服苏合香丸以芳香辛窜入络搜邪,处此危殆阶段,一切苦寒之品,皆为禁忌之列。

伏暑的治疗,就谈到这里,最后来谈谈有关伏暑的三个问题。

第一,伏暑解期。所谓解期,就是病势退减趋向痊愈的日期,根据何廉臣的意见,五日为一候,认为每逢五日就有一个解期,即是从发病日起推算,每遇一候之前一日能够出汗,则在逢一候的时日上可望热解。他这样说:"伏暑解期,以候为期,每五日为一候,非若伤寒温邪之七日为期也,如第九日有凉汗则第十日热解,第十四日有凉汗则第十五日热解,如无凉汗,又须一候矣,以热解之先一日,必有凉汗,此余所历验不爽者也。"

这是何氏的经验体会,特介绍作参考,希在临床中研究。

第二,冬月伏暑。上面已经谈过,伏暑是长夏受暑,过时而发的一种伏气温病,多半发生在秋季,但有因在冬季发作的,故又名冬月伏暑。其发作较迟的原因,吴鞠通说:"其有气虚甚者。虽金风亦不能击之使出,必待深秋大凉,初冬微

寒相逼而出,故为尤重也。"

由于发生在冬季,伤寒与冬温也发生在冬季,故须彼此鉴别,如何鉴别,可参考下面冬温篇所列的冬温和伤寒以及伏暑的鉴别表,在介绍冬温时再详细讨论。

由于邪伏时间较久,伏邪伤阴更甚,所以吴鞠通说"冬日发者尤重",因为阴伤较重,极易陷入厥少二阴,在治疗上应特别注意这方面,防止恶化,治法可参考本章的内容。

第三,伏暑与流行性乙型脑炎。本病发于秋季为多,而流行性乙型脑炎,也大都发于秋季,两者在季节上基本相同。因此有人认为伏暑就是西医所称的流行性乙型脑炎,这个说法,在目前来说还不够恰当。

因为流行性乙型脑炎在证状上也有几种类型,我们根据它的证状分析一下,有的是像伏暑,有的却像暑风、暑厥,有的又像暑温和湿温。因此我们只能说伏暑可能包括流行性乙型脑炎在内,而不能说,流行性乙型脑炎就是伏暑。

中医之所以能治好流行性乙型脑炎,并不是病名的对照恰当,而是中医有"辨证论治"的特有体系,只要我们能够善于掌握和运用辨证论治,就能够掌握治愈流行性乙型脑炎的关键所在。

小结

(1) 伏暑是伏气温病中的一种,在明代王肯堂才开始提出本病病名。

(2) 邪伏的时间久暂和邪伏部位的深浅都与发病的轻重有关。邪伏深者重,伏浅者轻;早发者轻,晚发者重。

(3) 本病分邪伏募原与邪舍于营两个类型,邪伏募原需要与感冒、疟疾和暑温作鉴别;邪舍于营的又当分别其由气分转来,还是邪本伏在营分,由新邪触发,此中来路,必须辨清。

(4) 出现虚证的抽搐和神昏,预后多属不良。

(5) 冬月伏暑的治疗,最重要的要固护真阴,并与冬温、伤寒作鉴别。

(6) 伏暑不能看作就等于流行性乙型脑炎,从证状上说,伏暑包括流行性乙型脑炎中某种类型在内是可能的,中医所以能治愈流行性乙型脑炎者,在于能掌握和运用"辨证论治"的原则。

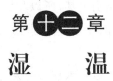

第十二章

湿温

（一）定义

什么叫湿温，就是在大暑至白露期间，感受当令之湿，因而成病，证见身热不扬，头身皆重，胸闷苔腻的，就叫作湿温。

（二）性质

非寒非热、黏腻淹滞，这是本病的性质。因为湿是重浊的阴邪，黏滞难以转化。所以当人体感受湿邪成温，来势既然缓慢，而且在退去的时候，也非常迟滞，不比寒邪一汗即解，温热一凉即安，尤其在酝酿化热的过程中间，缠绵难解。这与它的黏腻淹滞性质，是有着很大的关系，所以古人称它为"秋呆子"。

（三）源流

本病源流，考诸文献，最初见于《内经》："秋伤于湿"，"湿胜则濡泄"。但只谈到湿病，而没有明显指出是湿温，《难经·五十八难》才有湿温病的记载，这是中医学文献有"湿温"病名记载的开端。《金匮要略》也谈到湿病，有"湿家之为病，一身尽疼、发热、身色如熏黄也"一条，它所说的是因湿而发黄的病，与湿温是有所区别的。追至宋代朱肱《活人书》对本病的病因、症状、脉象、治法等，始有较详备的阐述,他说:"其人尝伤于湿,因而中暑,湿热相搏,则发湿温(病因)。病苦两胫逆冷,腹满又胸,多汗,头目痛,苦妄言(证状)。其脉阳濡而弱,阴小而急(脉象),治在太阴,不可发汗,汗出必不能言,耳聋,不知痛所在,身青,面色变,名曰重暍……白虎加苍术汤主之。"

从上引文字来看,在宋代的时候对本病病因、机转和临床知识,已有了一定的认识。金元时代,名医辈出,对本病瞩意研究,得到进一步的阐发,但在治疗方法上,仍局限于伤寒范畴。明清时代温病学说形成整个系统,不论在理论方面,或治疗方面,都有所发挥和创造。特别是芳香化浊、苦寒清热、淡渗利湿三个治疗法则,对湿温病来说是一个巨大的变革和发明。

(四)病因

本病的发生,一般都在夏末秋初,大暑至白露期间,是感当令之邪而发病。总的说来有两个原因。

1. 外因 吴鞠通说:"湿温者,长夏初秋,湿中生热,即暑病之偏于湿者也。"雷少逸说:"论湿温在夏末秋初者,与《内经》秋伤于湿之训,颇不龃龉,又与四时之气,大暑至白露,湿土主气,亦属符节,当宗夏末秋初为界限。"吴坤安说:"凡暑月霪雨之后,日气煦照,湿浊上蒸,人在湿浊蒸腾之中……骤发而重者,均为湿温。"

综上文献来看,长夏初秋,正当湿土主令,霪雨连绵,秽浊熏人,湿热合邪是造成本病的主要原因,而为属于季节性病变,前人亦已明白指示出来了。

2. 内因 俗语说"单丝不成线",如果体质强实,中气旺盛,虽有外感,也不一定就感染湿温。故薛生白说:"太阴内伤,湿饮停聚,寒邪再至,内外相引,故病湿热。"吴鞠通也说:"内不能运化水谷之湿,外复感时令之湿。"从薛、吴二氏之说,我们可以理解人们体质的强弱虚实与疾病的沾染与否,有着重大的关系。因为人们在日常生活中间,必须和外界气候的变化取得适应,否则就不能保持正常,也极容易遭受外邪的侵袭,而造成病变。若中阳素虚的人,又不慎于摄生,恣食甘肥生冷,或劳倦饥饿,造成脾胃虚弱,则更容易罹致湿温。总之,本病主要原因是内有湿饮,外感客邪,两相搏结,酝酿成温,同时有着严格的季节性,如图12-1。

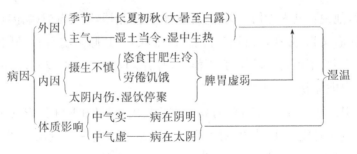

图 12-1　湿温病因

（五）证状

本病病程长，变化多，不可能把错综复杂的证状全部介绍。现在仅就它的主要证候群依照一般发病次序，分为上焦（卫分）、中焦（气分）、下焦（营血分）三部撮要讨论如下。

1. 上焦（手太阴卫分证状）　头痛恶寒，身重体痛，舌白不渴，脉弦细而濡，面色淡黄，胸闷不饥，午后身热，状若阴虚。

这是湿温初起，湿闭表阳，相同于卫分证状。同时充分表示它病因的特殊性，例如，头痛恶寒，身重体疼，粗看形似伤寒，但脉却弦细而濡，是因湿性黏腻所形成而见到的，它与寒邪收引的脉紧是有区别的。

总的说来，本病初期证状的特征，为热型逐渐上升，没有退清的时候，身重体疼，四肢倦怠，面淡色黄，胸闷不饥，午后热重。它的病理机转，热渐上升，是病邪正在发展，湿着于肌腠，则身重倦怠，湿结于中焦，则胸闷不饥。湿为阴邪，阴邪自旺于阴分，日中至黄昏，为阳中之阴，午后身热正符合此旨。舌白，面色淡黄，更充分表现出病因的另一特性。

薛生白《湿热病篇》对本阶段的病机，说得很明白，令引其文如下："阳明为水谷之海，太阴为湿土之藏，故由阳明太阴受病。""太阴之表四肢也，阳明之表肌肉也，胸中也，故胸闷为湿热必有之证，四肢倦怠，肌肉烦痛，亦必并见。"又说："其证始恶寒，后但热不寒，汗出胸痞，口渴不引饮。"上述证状中的头痛恶寒，正是本病初起新感客邪的现象，也是邪在卫分必有的见症。一旦客邪解除，便为薛氏所说的但热不寒了。

现将上焦卫分证状的病机作成简单的示意图以供参考，如图 12-2。

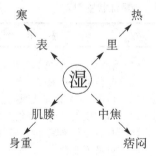

　　湿蔽于表则寒
　　湿滞于里则热
　　湿结于中焦则痞闷
　　湿着于肌膝则身重

图 12 - 2　上焦卫分证状的病机

　　2. 中焦（气分证状）　上焦卫分表证时间比较短暂,不久便转入气分,由于湿邪的性质是黏腻的,淹滞了表邪的转化,所以进入气分的初期,还有部分表邪阻滞在卫分,以致卫分、气分证状同时出现,寒热纠缠不清（也有初起即乍寒乍热,状如疟状,胸痞烦闷,干呕欲噎,口腻不渴的）。就是卫分证状消除以后,完全转为气分证状时,也因受了湿邪阻滞,蕴热往往长期稽留,形成朝轻夜重的现象。与卫分证状不同之点,舌苔多白腻而黄,或黄腻,大便秘结或溏,热臭难闻,同时还可出现红疹、白痦,这是湿温的正局。

　　在此应提出加以重视的,是病在气分阶段,湿与热往往呈现偏重倾向,因此分别湿与热的孰轻孰重,在临床诊断上是一个关键。关于湿与热偏重倾向的病机,前人早已明确指出。薛生白说:"湿热病属阳明太阴经者居多,中气实则病在阳明,中气虚则病入太阴,病在二经之表者,多兼少阳三焦,病在二经之里者,每兼厥阴风木。"王孟英说:"人身阳气旺则随火化而归阳明,阳气虚则随湿化而归太阴。"因此病进入卫气阶段,每现寒热乍作,状如疟状,胸痞烦闷,干呕欲噎,口腻不渴等证状。迨病进入下焦,则可出现神昏谵语,循衣摸床,手足抽搐等厥阴风木证状,但是不论湿重热重,邪在气分,留恋日久,均可伴发红疹、白痦。

　　兹将湿邪偏重与热邪偏重的证状,进行归纳,加以扼要说明,文后并附鉴别表,以便参阅,如表 12 - 1。

　　湿邪偏重,一般的微微恶寒,温温发热,是热处湿中,邪难转化。头目胀痛昏重,如裹如蒙,正如《内经》"因于湿,首如裹"之谓。汗出多黏,四肢倦怠酸疼,身重难以转侧,乃湿着于肌膝之故。胸膈痞闷,是阴湿窃据胸中。口淡微腻,或甜,不渴或渴不欲饮,或喜热饮,为湿饮痰浊内留。面色黄滞,乃太阴湿盛,盖太阴为

表 12 - 1 湿重与热重证状鉴别表

湿 重 型	热 重 型
(1) 发热恶风(寒),汗出黏,皮肤黏腻。	(1) 壮热不恶风(寒),汗出热臭,皮肤不黏。
(2) 面色淡黄,而少表情。	(2) 面色油垢或微红。
(3) 头目胀痛昏重,如裹如蒙。	(3) 目微赤、头眩痛或掣痛。
(4) 口淡或甜或腻,不渴或不欲饮或喜热饮。	(4) 口秽喷人,口苦不欲饮或烦渴喜冷饮。
(5) 倦怠喜卧身重,胸闷特甚,喜静恶烦。	(5) 时有烦躁不眠,内热特甚。
(6) 不思饮食。	(6) 饥嘈不能食。
(7) 大便溏而不爽或水泻,小便混浊不清。	(7) 大便秘或下利垢腻,小便短赤。
(8) 舌厚白滑或黄腻而厚。	(8) 舌边尖红,苔黄腻或厚燥欠润。
(9) 脉濡缓	(9) 脉濡数或弦数

阳明之里,由里病影响于表所致;舌苔白滑或黄腻而厚,为湿邪内盛之征;大便溏或水泻,由于湿盛脾虚关系;小便浑浊不清,乃湿邪内盛,州都气化失司;脉濡缓,则由于病邪属湿的缘故。

热邪偏重,其证状与湿邪偏重有明显的不同。一般是不恶寒(即恶寒亦极微),发热较甚,甚或壮热,汗出热臭,由于阳明热盛,温中生热;头眩痛或掣痛,头为诸阳之首,湿热上攻之故;嘈杂似饥不思食,阳明气盛所致;口苦,或烦渴喜冷饮,口秽喷人,因口气通于胃,胃热与湿热交盛使然;胸腹热满,按之灼手,是病在阳明太阴部位,湿中生热阳明热甚,故胸腹热满灼手;面红有垢腻,因面主阳明,阳明挟湿,故面红而见垢腻之状;大便秘或下利垢腻,小便短赤,俱为内热充斥之象;舌边尖红,苔黄腻或厚燥欠润,是湿热在胃,交争于上;脉濡数或弦数,则属湿轻热重之象。

综合来说,湿邪偏重,是中阳素虚,脾土不振,不能运化水谷之湿,邪从湿化,而归于太阴。热邪偏重,是中阳素旺,胃热熏蒸,阳明气盛,邪气交并,邪从热化,而归于阳明。

病邪留恋在气分的时候,无论是湿偏重或热偏重的,如果治疗适当,就可能获得痊愈,而不致传入营分。这时很多患者,往往出现白㾦,有的在白㾦出现之后,病势逐渐减轻,所以白㾦的发出是湿温邪向外透的机转。

病在气分阶段,部分患者,有时通过一场战汗而得到病愈的。在战汗之前,往往突然恶寒抖战、眩晕发黑、四肢厥逆、爪甲青紫、脉象沉伏等先期证状出现,此时临床者要以镇静的态度,劝令病者安舒静卧,予以米饮赤糖汤及其他适当处理,旁人亦切勿频频呼唤,免得扰乱他的元神,以俟阳气来复。如果战汗后身凉脉静,神清气息和平,便是真正的好转;设战汗后身凉而脉反疾,兼见神昏气粗,甚则烦躁不卧者,便是气脱的危象了。若病至末传,已达邪盛正虚地步,而见到战汗者,则多数难以挽救。故我们对戴天章"温证不论初起末传,俱以战汗为佳兆"之言,宜用分析的眼光来加以看待,至"战汗之时,脉多停止,勿讶! 待战汗之后,脉自见也"的说法,应该根据病情的变化,谨慎地予以抢救处理,以免造成医疗事故。

3. 下焦(营、血分)证状　病邪感受太重,或因治不得法,未能在气分时期解除,便要进一步窜入营分、血分了。由于湿邪转化缓慢,常先逗留在气营之间。它与其他温病不同之点,是白痦虽然分批发出,而湿仍不化,大便虽然通畅而热仍不除,及至病邪入营,即可见到壮热口渴、舌色深黄或焦黄、神昏谵语、心烦不眠等证状;病邪入血,则两目直视、痉厥抽搐、角弓反张、撮空理线、舌质光红,甚则干绛、斑疹吐衄、上下失血等证状,随时可以出现。其实说到营分,血分病变也就包括在内。因为所谓血分,是指血液的实质;营分是指血中之气,营分证状出现,血分没有不波及的,不过血分病变比营分更深一层罢了。两者是不能截然分割开来看待的。营分的病变重点在手厥阴心包络,血分的病变重点在足厥阴肝经,明白了这点,不但对两者在证状上的区别能够辨析,而且对治疗方法,也即可迎刃而解了。

上面所讲三个阶段的证状,并不是每一个湿温病患者都会发现,或者在某一阶段很明显地出现该阶段的全部证状。这是因为湿温一病其性淹滞,不易转化,识得这一点,临床论治,不会发生怎样差忒的。

4. 末期　本病发展到这一阶段,是已达最高峰,在转归方面,有良好与恶化的两个方面。

(1) 良好转归

1) 热清湿化——热势下降,口和,不渴,不腻。

2) 胃气来复——食欲渐增,恢复正常。

3) 神清气爽——起居安适,睡眠甜好。

无论病是气分而解或血分而解,必须要有如上情况,才算痊愈。

(2) 不良转归

1) 伤阴——湿热久羁化燥,内侵营血,而致伤阴,出现手足厥逆证状。

2) 亡阳——突然大汗或剧烈呕吐,昏昏欲睡,脉见沉微,频频作呃,男子囊缩，女子乳萎。

3）下血——湿热劫伤阴络，大便下血……种种恶候，而致死亡。

病后复发，需注意下列五点，即房复、食复、劳复、怒复、外感复。

（六）诊断

本病的诊断，可以根据上述症状、脉搏、舌质、舌苔及发病季节等几个方面，其中尤以热型之特殊与舌和苔之表现为最重要。辨别它在卫、在气、在营、在血、湿重、热重，对处方用药确是一个很好的标志。又在气分出白㾦，入血分出斑疹，从白㾦和斑疹的色泽和形态上，也可以测知气血的盛衰和邪热之轻重，在诊断上有很高的价值。

关于预后的测定，在临床上也应加以注意，一般以大便秘结为佳，如果泻下溏粪，症情就比较险恶。由气分传至营分的时候，倘使阴分素亏，就容易神昏痉厥。若屡用宣化湿热，舒畅气机，而仍干呕作恶，连连不止，甚至呃逆或吐蛔，满口糜烂，勺水不能下咽者，亦是恶候。若高热突然降至常温以下，汗出肢冷脉细，每有虚脱之变。若湿热侵入血分大便下血；少量下血者抢救得法，间或可救；大量下血者，往往迅速死亡。

另外，关于脉象特征及与疟疾、肺痨、阴虚发热的鉴别加以说明。

1. 脉象特征　薛生白说："湿热之症，脉无定体，或洪或缓，或伏或细，各随证见，不拘一格，故难以一定之脉而拘定后人之眼目也。"薛氏"各随证见，不拘一格"这两句话，完全是宝贵的经验之谈。因为湿温病至后期变证百出。自无一定之脉可见。但它在初期，如按热度高低与脉搏搏动次数来说是比其他热病的脉搏为"缓"，这在诊断上是一有力的依据。

2. 与疟疾发病的鉴别　湿温病的发热，午后为甚，但没有退清的时候，而且在卫分时期热度一天高于一天。疟疾的发热不限于午后，且有退清的时候，经过短期观察可以明显区别。

3. 与肺痨阴虚发热的鉴别　肺痨午后热高，与湿温相同，但肺痨一般有咳嗽、痰血等病史，可以作为鉴别的依据。

（七）治法

湿热合邪，热寓湿中，湿处热外，徒清其热，外湿不化，徒祛其湿，外热愈炽，故清热化湿,两者兼顾,为湿温唯一的治疗法则。而在具体的运用上,则有芳香化浊、淡渗利湿、苦寒清热三种基本疗法。

邪在卫分,宜达邪化湿,若在气分宜辨明湿重热重;湿重者宜化气渗湿;热重者,宜苦辛开气;切忌偏施。兹将治疗原则归纳如图 12-3。

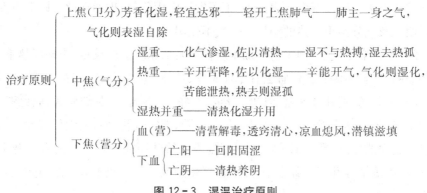

治疗原则
- 上焦(卫分)芳香化湿,轻宜达邪——轻开上焦肺气——肺主一身之气,气化则表湿自除
- 中焦(气分)
  - 湿重——化气渗湿,佐以清热——湿不与热搏,湿去热孤
  - 热重——辛开苦降,佐以化湿——辛能开气,气化则湿化,苦能泄热,热去则湿孤
  - 湿热并重——清热化湿并用
- 下焦(营分)
  - 血(营)——清营解毒,透窍清心,凉血熄风,潜镇滋填
  - 下血
    - 亡阳——回阳固涩
    - 亡阴——清热养阴

图 12-3　湿温治疗原则

下面介绍治疗湿温的常用方药。

1. 上焦(卫分治法)　初起症见头痛、身重、恶寒、无汗、舌苔薄白,湿在表分者,宜芳香化湿,宣达透表,藿香正气散治之。

方解:藿香、厚朴、半夏、陈皮燥湿温中为君;白芷、砂仁(蔻仁)芳香辟秽为臣。腹皮、苓皮淡渗利湿,桔梗、甘草、苏叶利肺开表。相佐相须,湿邪在表,有宣达透化之功,不使内蕴化热,而奏外解之效。如头痛甚者,加入佩兰、六一散、荷叶等;湿甚者,加苍术、苡仁;身痛甚者,加海桐皮、片姜黄;小便不利者,加通草,倍用茯苓;痞甚者,加枳壳、郁金;呕吐者,加竹茹,倍用半夏;有食积者,佐以枳实导滞丸。

薛生白氏主用藿香、香薷、羌活、苍术皮、薄荷、牛蒡子等味,头不痛者,去羌活,我们可以临症选用。

2. 中焦(气分治法)

(1) 湿邪偏重:病在气分,在治法上,主要宜分别湿重或热重。湿邪偏重而症见恶寒未解,又见身热、身重、头痛、小便混浊者,应以化湿为主,清热为辅,可就下列三方——藿朴夏苓汤、不换金正气散、三仁汤,随证选用。

方解:

1) 藿朴夏苓汤:藿香芳香化湿,厚朴苦辛开气,半夏辛温燥湿,茯苓淡渗利湿,这样就能够使蔽遏表里的湿邪,得气化之开,达到外泄内利。因为湿温的特点,外因不是风寒,内因不是郁热,而是一种氤氲重浊黏腻之邪。初起在表蔽阻清阳,但是继续下去,也绝不会像温热病那样快得化热化燥。要知气化不畅,湿邪留之,因此还有一时期逗留卫分气分的阶段,应该注意气化则湿化,湿结一开,热邪透达而解。所以湿温有表证者,不用发汗而用化气,理即在此。以上由方解而顺便谈及气分湿重于热的病机——气不化湿。

2)不换金正气散(即平胃散加半夏藿香):适用于湿邪偏重,出现虚热不清、胸部痞闷、口腻不渴者。但宜去甘草加腹皮、茯苓、生姜、神曲、麦芽、茵陈、杏仁。

3)三仁汤:适用于头痛、恶寒、身重、疼痛、舌不渴、脉弦细而濡、面色淡黄、胸闷不饥、午后热重者。杏仁、苡仁、色白入肺、能宣气化;厚朴、蔻仁,苦辛芳香,佐以半夏而能燥湿;滑石通草,淡渗利湿,佐以竹叶而能清热。合之有轻开上焦肺气,淡渗蕴结湿邪。盖肺主一身之气,气化则湿亦化。故本方是湿温病最常用的方子;另外,吴氏五个加减正气散、三香汤都是湿化的常用方剂。

(2)热邪偏重:证现热邪偏重,照例已无表邪,邪气归入阳明,成为湿与气争局面。湿温转入气分,不同于其他温病,白虎承气不可滥用。关键在于湿温的不同,转化阳证、热证、实证比较迟缓。故治法方面,应以清热为主,化湿为辅。以上所谈的是气分热重于湿的病机——湿与气争。

方解:

1)王氏连朴饮:芩、连、枳、朴、栀、夏之苦寒,以清湿热之内结,腹胀胸闷可开,豆豉除烦、鲜菖蒲以化湿而清心神,神糊可已,滑石、芦根利湿而不伤津,口干自止,乃苦寒泄热之法也。

2)黄芩滑石汤:适用于湿热两盛,脉缓身痛,舌淡黄而滑,渴不多饮或竟不渴,汗出热解,继而复热,可用本方主治。黄芩、滑石、茯苓清湿中之热;蔻仁、猪苓宣化湿邪;腹皮、通草、开气结而利小便,小便利,则火府通而热自解。

3)薏苡竹叶汤:适用于身热身痛,汗多自利,胸腹部白㾦透露。湿郁热结,气化失职,内外合邪,湿与热结,气与湿争,故不是纯辛走表、纯苦泄热所得治愈。因此用辛凉淡渗之法。苡仁、竹叶、连翘之辛凉以解其肌表之热,滑石、蔻仁、茯苓、通草之辛淡以淡渗其内在之湿,俾表热从气化而散,里热从小便而驱。

4)甘露消毒丹:适用于邪在气分,舌苔淡白或厚腻干黄,腹胀胸闷、身黄、口渴咽肿、斑疹、溺赤、便闭等证。菖蒲能开诸窍,强壮心阳,滑石、木通渗湿解毒,黄芩、川贝、射干、连翘、薄荷等味，清解内外热毒，茵陈能除身黄；藿香、豆蔻则开气泄邪。一般服后，小便量多，内蕴湿热，得从下泄，病情能见减退或解除，故为治湿温气分湿停热郁证状比较严重的一张主要方剂。

3. 下焦（营分、血分）治法　病入营分、血分，症现舌质干绛，壮热不休，口渴不甚者，清营汤主之。舌光绛，苔薄或无苔，脉细数，口渴不欲咽，大便见黑色者，是下血之证，犀角地黄汤加茜根炭、地榆炭、藕节炭、银花炭等治之。如神昏谵语者，牛黄丸治之。如壮热，甚则痉厥、口渴脉数舌绛者，羚羊钩藤汤，送服紫雪丹。如舌绛而犹有垢浊之苔，即系痰湿蒙闭之象，至宝丹主之。

病在营分、血分，持久不解，热邪灼伤阴络，容易引起下血。如见手足蠕动和舌现劫津苔，即须育阴凉血，以防下血，犀角地黄汤最为合拍，因其对血分病变有着特异的疗效。如果已经下血，就当辨其亡阴亡阳，进行论治，如图 12 - 4。

下血
{
亡阳——体温突然下降，面色苍白，呼吸急促，汗出淋漓，厥逆躁扰或昏沉不语，脉沉细而数或浮泛无力，按之如丝。此离死期不远，急用独参汤固阳固脱……再以桃花汤，黄土汤固涩之
亡阴——体温虽下降但不甚，四肢并不厥冷或面见潮红，心烦焦躁，脉微细而数，宜育阴清热止血……黄连阿胶汤主之
}

图 12 - 4　下血论治

湿温至下血阶段，病情已进入至危极险地步，阴液伤残，不言可喻，且出现之证候亦必错综复杂，寒热虚实并呈，可说是瞬息万变。故亡阳亡阴之区分，不过就临床一般见到的证状，在相互对比程度上，归纳起来作为急救时的一个指导原则。如果在实践工作中，必须掌握全面，灵活运用，才不致呆板机械。

黄土汤方解：《温病学新编》湿温丁氏医案二诊云，粪水黑多黄少，已是小量失血见证。案语没有明白指出，可能限于时代条件，予扶正祛邪，培补中土之法，泄泻因而减少。三诊时粪水仍黑黄夹杂而齿缝出血，性味大辛大热的炮姜，照例不宜继进，遂改投苦辛的荷叶、川贝，以补偏弊，并加入禹余粮的兜涩止泻，药后能泄泻减去七八，粪色转黄，是病已转入坦途，但气阴两伤，故四诊拟方，虚实兼顾，以善其后。该案理论与实践相结合，在此提出，除供参考，又可促进理解。

（八）并发证及其治法的注意事项

1. 并发证治法

（1）斑疹白㾦：上篇已详论之，这里只提出治法方面的一些补充，因为湿温

的疹瘰,不同于其他温病。戴天章说:"他病发疹,疹散而病即愈,此则屡发而病不衰,斑与瘰亦然。故治疗用药,必须以里为主,里病愈,斑与疹瘰,不治自除。"戴氏所言,基本是正确的,可作参考。

(2) 神志如蒙:症现神识不清,夜晚热高,时有谵语,舌红,苔黄腻。此属湿热内结,痰浊蒸蒙,宜辛开化浊,菖蒲郁金汤主之。

方解:鲜菖蒲、郁金、竹沥、姜汁能开窍清痰热,合玉枢丹以化浊,则神明自清;山栀、丹皮、连翘、菊花、竹叶、清泄内结热邪;牛蒡宣肺开气,滑石利湿,互相佐使,而奏辛开化浊清神之功。闷乱甚者,需加服至宝丹。

又湿温神志如蒙,两目似开非开,似睡非睡,与其他温病神昏不同,如旁人唤时,在问答中间,有清楚之词,也可用菖蒲郁金汤治之。但不宜早用牛黄至宝之类,以免引邪入内。

本病为湿痰不化,蒙蔽清窍;温热为火热之邪,扰乱心神。

(3) 呕瘰证:病在气分,呕而不渴者,小半夏加茯苓汤主之。

呕而不渴,由于湿多热少,故主以小半夏加茯苓汤,逐渐饮而呕自止(以半夏燥湿,茯苓利水,生姜温中)。呕甚而瘰者,半夏泻心汤去人参、干姜、大枣、甘草,加枳实、生姜主之。

呕而兼瘰,是属热邪内陷与湿饮相搏,大有锢结不通之势,故以半夏泻心去参、姜、枣、甘之补中,加枳实、生姜以宣胃,乃辛开苦降之轻法。

脉洪面赤,恶热,渴欲凉饮,饮水则呕,苔黄滑,胸下按之痛,小便短,大便秘,小陷胸汤加枳实主之。

按:本证已由卫转气,是热重于湿,湿从热化而归于阳明,邪气与之交并,湿与热结,热甚则引水自救,但由于湿郁热结,渴欲凉饮,阻于中焦,水不下行,反上逆而作呕,胃气不降,则大便秘结。它的病机是阳明气盛,湿热互结,治以辛开苦降之法。

方解:黄连、瓜蒌能涤互结在里之湿热,半夏燥湿止呕以和胃,加枳实者,取其苦降辛通,以开幽门,引水下行。本方在湿温化热,而形但热不寒,口渴作呕,大便不通时常用之。黄连性苦寒,苦能化湿,寒能清热,为止呕要药。尤其本病表去而见呕吐,一般止吐药物无效,是病邪严重的体征反应。必须大量服用,使药与病相得,才能克奏肤功,并对本病有缩短愈期的可能。又病末期,呕吐突然发作,势甚骤急,腹见胀满,面见灰白者,可能是小肠大量失血所引起的另一种体征反应。应该进行详细检查,求得确实诊断,随证处理。若果失血,则当以止血为主。另有一种由于白㾦不得外达而发现的痞证,但痞不呕,浑身骨楚,心烦难眠,坐卧都感不安,舌质干绛,病程在气营阶段者,主以紫雪丹治之,量不宜多,三五分即可。一般服后,当天白㾦外达,痞闷随之消失,浑身舒坦,本病因之而得解者,亦常见到。

(4) 呃逆证:病在上焦太阴气分,清阳痹郁而哕者,宣痹汤主之。枇杷叶、郁金、射干、通草、豆豉,轻宣肺气,达邪止哕。

病在中焦阳明气壅为哕者,新制橘皮竹茹汤主之。

橘皮、竹茹、柿蒂、姜汁,苦辛通降,清热止呃。有痰火者加竹沥、瓜蒌霜,有瘀血者加桃仁。

邪陷厥阳下焦,气虚上攻,断续发作,频频打呃者,为欲脱之征,小定风珠加人参、代赭,滋镇止呃。

病至未传,胃阴受耗,若见劫津者,犀角地黄汤主之。若津液得回,则呃逆可止,盖温病以存阴为第一要义。

(5) 热入血室:湿温病程为期长,妇女患之者,往往与经水相值,而有热入血室之兼证出现。症见胸满胁痛、腹胀或谵语如狂等。治法有针刺期门或小柴胡汤加减。

2. 治法中的注意事项

(1) 禁发汗:湿温病因,不同于伤寒纯阴的寒邪。麻桂发汗是针对寒郁表阳而设。本病发热、恶寒、头痛、身重、体疼,为湿蔽表阳,本脾标肺,开肺气,化脾湿即可。若误用辛温发汗,虽不致尽人皆有神昏耳聋、目瞑不欲言之变证,但汗后热仍不解,对本病不但无益,而且有害,则是铁的事实。故我们认为前人湿温禁汗的说法是正确的。

(2) 忌妄用攻下:伤寒下法,下其燥结,温病乃下其郁热。可是本病胸闷不饥,为湿阻清道;若误用下法,则表里之湿,乘虚下陷,而见洞泄。本病大便溏泄,为湿邪未尽,慎不可攻,必须湿化尽,大便坚,腑实证见,方可润下,若妄用攻泄,则表邪反陷,成为难治之证。

(3) 忌妄用柔润:化燥伤阴,本属温病的特点;柔润滋阴,又是治温病的大法;可是本病是黏腻淹滞重浊阴邪,不比温热转化之速。舌白不渴,正是内湿的现象。如果误投麦冬、生地等柔润的阴药,湿为阴邪,阴与阴合,同气相聚,必然会造成锢结不解的局面,故润法亦宜审慎施用。

小结

(1) 湿温是温病范围内常见的一个大症,在我国两千多年以前,已成为民间流行的疾病。《难经·五十八难》已有湿温病名的记载。到了清代温病学说昌盛时期,对它的理论学说和治疗经验,有了颇多的充实和创造。

(2) 本病有严格的季节性,发生于夏末秋初大暑至白露期间,时当湿气主令,决定了它湿热合邪的特殊性。

(3) 本病病程的发展,可分为上焦(卫分兼气分症状)、中焦(气分症状)、下焦(营血症状)。在气分湿热弥漫时,可有痧痞出现;邪在气营之间,易出斑疹;迫病传下焦,有两种转归。一种是病势逐渐减轻,热退身凉而告痊愈。另一种是病转恶化,多数为发生下血引起亡阳或亡阴症状而趋于死亡。

(4) 鉴别诊断:本病与疟疾肺痨,可从病史和有无咳嗽等加以区别。

(5) 本病病因性质特殊:由于湿热合邪,故在治疗方面,对汗、下、润三法,亦宜慎用,尤其是本病没有见到化燥伤阴腑实之前,不宜轻用润下,初期更禁辛温发表。

(6) 在湿温整个病程中,要注意它的证候发展与脉象舌苔的变化,特别应注意它的变证和变证的预兆。因为它可随时发生战汗、下血、神昏、谵语、伤阴、亡阳、痉厥等猝变。

(7) 本文所介绍的各种治疗方药,只供临床时作参考之用,与患者身体的强弱,病邪的轻重,以及时令、病情、环境、护理等方面,都有很大关系,临床运用时必须根据准确的诊断,加以适当的选择加减,灵活地掌握运用。

第十三章

温疟和瘅疟

（一）释义

疟，《说文》："寒热休作。"张景岳说："疟者虐也，凌虐之义也。"这说明疟疾与一般的寒热不同，有凌虐机体的意思。

（二）源流

疟在古代文献里很早就有记载，《周礼·天官冢宰》说："秋时有疟寒疾。"而且说明了疟的发病季节。《礼记·月令》说："孟秋行夏令，则民多疟疾。"《左传》上所称"痁"，也就是疟疾。

《内经》有专篇论疟，对疟疾的病因、证状，描写得很详细，有温疟、瘅疟、寒疟三种，治疗偏重于针灸。

张仲景《金匮要略》也有专门讨论疟疾的记载，分别叙述温疟、瘅疟、牡疟、疟母的证状和治疗方剂。

后世医家在《内经》《金匮要略》的基础上，对疟疾认识，有了进一步发展，而有暑疟、风疟、温疟、寒疟、瘅疟、痰疟、食疟、瘴疟、劳疟等，这里不作详细介绍。

（三）命名

疟疾的命名，是以临床证状为依据的。因此所谓温疟、瘅疟、风疟、湿疟等，也就是各种疟疾证候类型。

本章所讨论的是属于温病范围以内的，以温疟、瘅疟为主。

一、温　　疟

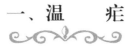

（一）病因

在未讨论病因以前,首先要了解中医研究疾病原因,是以证状为依据的,这是"审证求因"的一个方法。

温疟症状的特点"先热后寒,热多寒少"。由于先伤于风,后伤于寒,感而不即发病,邪气伏于人身,以致阴气先伤,复因暑湿熏蒸,再因过劳或新感所以触动伏邪而窃发。

原因:

（1）阴气先伤,阳气独发。

（2）先伤于风,后伤于寒。

（3）病温未愈,适复感寒。

总之,本病原因,是由于冬感风寒,潜伏人身深处,复因暑热熏蒸,汗出腠疏,加以过劳,又受新感而发的。

（二）证状

证状出现,是在人体感受邪气以后,与正气对抗而后产生,温疟的证状是在"阴气先伤,又因于暑,阳气独发"的病理机转上产生的。例如:

定时发作——由于伏邪因新感诱发,邪气随营卫出入,卫气昼行于阳,邪气得阳而外出,故疟作也,夜行于阴,邪气得阴而内入,故疟之所以蓄也,如图13-1。

卫 $\left\{\begin{array}{l}昼——行于阳——邪得阳而外出——疟作\\夜——行于阴——邪得阴而内入——疟蓄\end{array}\right.$

图13-1　温疟定时发作

先寒后热——风寒先受,郁久化热伤阴,又因于暑,阴气更伤;阴虚而阳盛故先热,阳气逆极,气复返入则阳虚,阳虚则寒。

头痛如破——头为诸阳之会,阳热炽盛,火热炎上也。痛在两太阳以及眉棱处如破如裂。

骨节烦疼——热伏骨髓,耗精烁液,骨髓为热所扰,故而烦疼。

时时作呕——热扰于胃，上逆则呕。

心烦自汗——阳亢，心神被扰则烦；迫津外出则自汗。

以上证状都是阴虚阳亢一派热象。

《金匮要略》温疟证状与《内经》有不同之处，《金匮要略》说："温疟者其脉如平，身无寒但热，骨节疼烦，时呕。"《金鉴》认为是错简。近人余无言氏据《千金方》改正为先热后寒，与瘅疟区别。我们认为温疟主方为白虎加桂枝汤，以药测证，也应该先热后寒，余氏订正分析是正确的。

（三）诊断

1. 脉象　如图 13－2。

$$
脉象\begin{cases}
发热期\begin{cases}
开始——阳浮而阴弱\\
热甚——滑数或洪大
\end{cases}汗出热退，脉趋和平\\
恶寒期——往往带弦……
\end{cases}
$$

图 13－2　温疟的脉象

陆渊雷说："疟脉自弦是事实，征诸实验，疟发初起恶寒战栗时，其脉弦，发热汗出时，则不弦。"

初起为黄苔，热盛伤津为黑苔。若见白腻苔，当考虑有否兼湿。

2. 鉴别

（1）常疟：先寒后热，津伤之象不显著。温疟：先热后寒，每多热甚伤津。

（2）伏暑：寒热模糊，午后热甚，入暮尤剧，天明得汗，热减而病不除。温疟：定时发作，先热后寒显著，得汗后病势如拂。

（四）治法

本病机转为阴气先伤，热从肾出，留于阳明气分，故治疗原则以清热保津为主，如初起因新感诱发，先与辛凉疏解。

白虎加桂枝汤为本病主方，创自仲景，尤在泾称本病"热从肾出，上并阳明"。吴鞠通说"峻泻阳明独盛之热，单以桂枝一味，领邪外出，作响导之官"，作为反佐。方后云"汗出愈"是以借白虎以清热，桂枝以解肌，邪从汗解而愈。

初起因新感诱发者，证见先热后寒，汗少，渴喜凉饮，脉阳浮阴弱，宜用雷少逸清凉透邪法（鲜芦根、石膏、连翘、竹叶、绿豆衣、豆豉）。汗多者，去豆豉之透发,加麦冬、花粉以顾津液。

津液已伤,苔见焦黑,雷氏有清热保津法(连翘、花粉、鲜石斛、鲜生地、麦冬、参叶),方解如图13-3。

雷氏清热保津法 {
连翘、花粉——清中上之热
鲜石斛、鲜生地——保中下之阴
麦冬——退热除烦
参叶——生津降火
}

图13-3 雷氏清热保津法方解

喻嘉言说:"治温疟当知壮水以救其阴,恐十数发而阴精尽,则真火自焚,倾之危矣。"如见真阴枯涸,则加减复脉汤亦可选用。

二、瘅疟

(一) 病因

本病原因不外于素因与诱因,如图13-4。

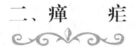

素因 {
肺中素有蕴热
素禀阳盛阴虚之体
} +诱因——夏伤于暑→瘅疟

图13-4 瘅疟病因

《内经》曰:"肺素有热,气盛于身。"

《金匮要略》曰:"阴气孤绝,阳气独发。"

余无言:"人当盛夏……感受暑湿,因以致病。"

所以素因可以称为内因,诱因也可以说是外因,外因决定于内因,故本病"阴气先绝"比温疟的"阴气先伤"在程度上来说,阴气亏损较重,所以证见"但热不寒"。

(二) 症状

但热不寒——阴气孤绝,不能与邪交争。

体若燔炭——阳气独发,炽盛于外。

手足如烙——四肢为诸阳之本,阳盛故四肢灼热。

少气烦冤,汗出气粗——肺主气,金受火刑。

烦渴引饮,时时欲呕——邪热烁津,引水自救,胃受热蒸,迫气上逆。

（三）诊断

以发作时但热不寒为主要特征。

舌红苔黄，甚则干焦燥裂，乃津液欲竭，化源将绝之象。

（四）治法

本病由于"阴气孤绝，阳气独发"而呈现但热不寒、烦渴汗多等证，燎原之热，将有吸尽西江之势，人身阴津几何，将见欲竭之机，故治疗原则，清气热而救护津液。《金匮要略》虽未立方，喻嘉言主用甘寒，吴鞠通立五汁饮以救胃津，雷少逸主张以白虎汤清肺胃之热。

初起热盛者——白虎汤——清金保肺，泻阳明独胜之热。

汗出过多——白虎汤加人参——清气热，补气阴。

独热无寒手足热而欲呕者，乃阳热炽盛，阴液已伤，用雷氏甘寒生津法，方解如图 13－5。

$$
雷氏甘寒生津法\begin{cases} 生地、麦冬——甘寒滋液 \\ 连翘、竹叶——泻心火 \\ 石膏、沙参——清肺热 \\ 梨汁、蔗浆——甘寒益胃生津 \end{cases}
$$

图 13－5 雷氏甘寒生津法方解

呕者，白虎汤加姜汁炒竹茹或姜汁炒黄连，甘寒兼苦辛通降以止胃逆。如见苔黄燥裂，为津液欲竭之兆，清热救津刻不容缓，用白虎汤——清肺胃之热，清热救阴；五汁饮——救肺胃之阴，清热救阴。

本病为肺胃阳热炽盛，最易逆传心包，出现神昏谵语，轻则吴氏加减银翘散，领邪外出；若见闭脱之机，急与安宫牛黄丸以开心包之窍而清宫城。（表 13－1）

表 13－1 温疟与瘅疟鉴别表

分　类	温　疟	瘅　疟
病　因	阴气先伤，又因于暑，阳气独发	阴气先绝，又因于暑，阳气独发
症　状	先热后寒，热多寒少，骨节烦疼	但热不寒，少气烦冤，手足热而欲呕
治　法	辛凉透邪，清热保津	清热救津
例　方	白虎加桂枝汤	白虎汤

附　风疟、暑疟、湿疟、疫疟、瘴疟

（一）风疟

1. 病因　《素问·金匮真言论》说："夏暑汗不出者,秋成风疟。"雷少逸说："由于长夏受阴暑,至秋感风而发也。"夏令纳凉露宿,或深居幽室,先受阴暑,未由汗解,至秋令燥金,凉风又至,触动伏邪而发。故雷氏说："有暑无风惟病暑,有风无暑惟病风,必风暑合邪,始成疟病。"

2. 症状　初起恶风自汗,头痛身疼;继则定时发作,热多寒少,热甚则烦躁,虽自汗而不易遽解。

恶风自汗,头痛身疼,有似风邪遏郁太阳之象,形如中风桂枝证,但时令不同;而且本病继则热多寒少,休作有时,热甚则烦躁,与中(伤)风不难区别。

本病为风暑合邪,化热最速,卫分见证,很快消失,继即出现热多寒少,并有烦躁里证。

3. 诊断　初起脉浮弦,继则不浮而弦数。舌苔初起薄白,继而转黄。

鉴别 { 伤风——内无伏邪,不易化燥,无定时性寒热发作。
风疟——内有伏邪,化热最速,热多寒少,定时休作。

初起时与伤风似难区别,但本病很快出现寒热休作有时,不难与伤风区别。

4. 治法　初起散风疏表,继则和解表里,如图 13-6。

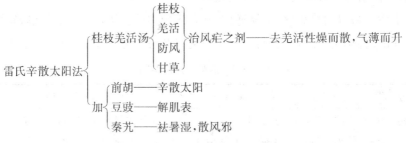

图 13-6　雷氏辛散太阳法方解

桂枝黄芩汤(《准绳》方)风邪化热,定时发作,热多寒少,甚则躁烦,有汗不解,脉数苔黄者。

方解：风疟为少阳太阳合病，风为阳邪，化热最速，今脉数苔黄，病势有转属阳明之机，而表犹未解，内热已肆。王氏桂枝黄芩汤，有和解表里，清泄里热的功用，如图 13－7。

桂枝黄芩汤 {
　桂枝——辛散太阳，领邪外出
　柴胡、黄芩、半夏、甘草——和解少阳
　人参——益气阴
　石膏、知母——清阳明之热
} 和解少阳，清泄里热

图 13－7　桂枝黄芩汤方解

（二）暑疟

1. 病因　夏日感受暑邪，伏于体内，至秋触犯新凉而发。

《内经》说："夏伤于暑，秋必痎疟。"夏令伤暑，即病者为暑温，不即病者邪舍于营，至秋复受新凉，与卫并居，遂成暑疟。

雷少逸说："暑疟多因长夏纳凉，感受阴暑，暑汗不出，而邪遂伏于内，直待秋来，加冒凉气而发。"

2. 症状　初起憎寒壮热，寒轻热重，口渴引饮，着衣则烦，去衣则凛，肌肤无汗，必待汗出淋漓，其热始退。

暑疟病因，乃暑舍于营，因新凉触发，初起症状，比风疟为重，且憎寒壮热，有异于风疟之身热恶风。风疟初起，病机重心在太阳，兼见少阳；而暑疟初起，病机重心即在阳明，兼见少阳。

3. 诊断　本病以憎寒壮热，口渴引饮，苔黄糙涩为主要特征。

脉象——初起多纯弦，热甚则洪大或软。

舌苔——舌绛苔黄糙涩，甚则深黄起刺或焦黑。（表 13－2、表 13－3）

表 13－2　风疟与暑疟鉴别表

风　疟	暑　疟
（1）长夏先受阴暑，伏而未发至秋触冒风邪而发。	（1）长夏纳凉，感受阴暑，暑汗不出邪伏于内，至秋触冒新凉而发。
（2）热多寒少，热甚则烦躁。	（2）憎寒壮热，着衣则烦，去衣则凛。
（3）头痛自汗出，虽自汗而热不易遽解。	（3）肌肤无汗，必待汗出淋漓，而热始退。
（4）脉多弦而兼浮。	（4）脉象纯弦或洪数而软。
（5）初起风邪在表宜辛散太阳法	（5）暑邪内舍于营宜清营捍疟法

表 13－3　暑疟与伏暑鉴别表

暑　疟	伏　暑
（1）憎寒壮热，发作定时。	（1）恶寒身热，朝轻暮剧。
（2）无汗，殆汗出热必退净。	（2）无汗或有汗，得汗而热不清。
（3）初起气分阳明证重	（3）初起如新感重者，卫分证重

4. 治法　和解少阳，清透伏热。

暑邪内舍于营，因秋凉触发，虽见恶寒证状，但以内热为甚，以其定时发作，寒热往来，故宜和解少阳。王孟英说："今世温热多而伤寒少，故疟亦时疟多而正疟少；温热暑湿，既不可以正伤寒法治之，时疟岂可以正疟法治之哉。"所以本病虽宜和解少阳，还以清透伏热为主。

暑疟初起，首宜清解透泄，雷氏清营捍疟法可以为法，如图 13－8。

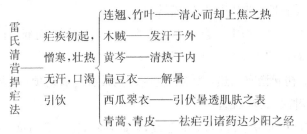

图 13－8　雷氏清营捍疟法方解

暑疟有化燥者，邪在气卫之间，偏重气分，症见寒轻热重，口渴引饮，苔黄燥，脉洪大，柴胡白虎汤——清热润燥。

若津液已伤，症见口渴溺赤，舌绛苔黄而燥——邪热伤津——丹溪知母花粉汤，如图 13－9。

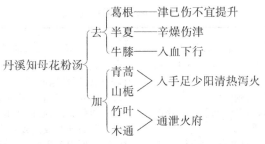

图 13－9　丹溪知母花粉汤方解

本方是在清凉甘润之中,仍寓宣透伏邪之意。去葛根者,嫌其性升,因津已伤不宜再升,牛膝入血下行,非伏邪外达者所宜,半夏辛燥伤津,故亦去之。加青蒿、山栀入手足少阳,清热泻火;竹叶、木通通泄火府。

(三) 湿疟

1. 病因　湿伏太阴,感受风寒而诱发。

冒雨淋湿,或长处卑湿之地,感受湿邪,伏于太阴,复感风寒,发为湿疟。江城曰:"夏秋皆有,非比暑疟、风疟受于夏天,发于秋令。"

湿疟的病机,由于湿邪伏于太阴,发出募原、郁遏三焦,蔽滞清阳,故见证如下。

2. 证状　恶寒发热,热势不扬,微自汗出,一身重痛,肢节腿胫更甚,呕逆胀满,胸膈不舒,口黏腻或苦,大便泻或滞下不爽,小便赤涩而混。

3. 诊断　本病以身热不扬,肢体重痛,胸闷泛恶等为主要特征。

湿疟的证状与湿温及其他温病夹湿相似,但以定期发作为主要区别。

偏湿偏热,视胸闷轻重为征,如湿滞愈重,胸闷亦愈甚。

脉象:初起脉多浮缓,继则弦数。

舌苔:初起苔多白滑厚腻,继则转为黄苔。

舌苔转黄,脉转弦数,是湿从热化。

4. 治法　以宣化湿邪为主。

湿性濡滞,乃重浊阴邪,非苦温芳香之品,不足以为功。故湿疟初起,首重宣化湿邪,疏通枢机。但在阴亏之体,应注意酌用,化浊而不伤津,或在化湿中稍佐清热之品。

表邪重者——藿香正气散加苍术。

身体重痛,肢节烦疼者——厚朴草果汤加桂枝防己,如图 13 - 10。

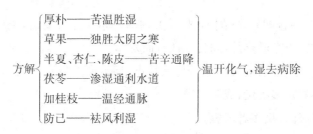

图 13 - 10　厚朴草果汤加桂枝防己方解

表已解者——柴平汤——燥湿治疟。

呕逆胀满——柴葛平胃散——温中除湿,和解表里。

胸膈窒塞——柴胡陷胸汤——和解兼辛开苦降,如图 13-11。

柴胡陷胸汤——{ 小柴胡汤去参枣——和解少阳
小陷胸汤加枳壳、桔梗——清胸中之热,开上宣中

图 13-11 柴胡陷胸汤方解

（四）疫疟

1. 病因　疫,《说文》:"民皆疾也。"喻嘉言说:"四时不正之气,感之者而致病,初不名疫也,因病致死,病气尸气混合不正之气,斯名疫矣。"雷少逸说:"沿门合境,长幼之疟相似者,皆可以疫名之,不必拘一定之见证。"由此可见疫疟是有传染性的疟病,与气候有密切关系。

2. 症状　憎寒壮热,继则壮热无汗,头身皆痛,胸闷呕吐,渴不欲饮,或大渴引饮,目赤溲黄。甚则状如尸厥,神昏气闭,汗出而苏,或抽搐谵语,皮肤斑疹,寒热发作日一二次不定。

3. 诊断　脉数、尸厥时伏而不见,或大。苔黄燥,或舌赤无津。

4. 治法　随时令气候地区之不同,及出现症状之或异,或偏于湿,或偏于热,随证施治,依照温病治疗原则灵活运用。

（五）瘴疟

1. 病因　山岚瘴气,为地区性传染病,多见于岭南山区。张景岳说:"瘴疟一证,唯岭南烟瘴之地有之。""凡往来岭南之人,无不病瘴而致危殆者也;土人生长其间,与水土之气相习,外人入南必病,但有轻重之异,若久而与之俱化则免矣。"

2. 证状　一触即发,昏闷不醒,身重胸闷。亦或狂言妄语,或口喑不言。发作时寒甚热微,或寒微热甚,间日或迭日而发作。

3. 诊断　根据发病情况,结合地区特点,是不难诊断的。

脉象:昏闷时多沉伏,或弦或数。

舌苔:多薄白,痰多者滑腻。

4. 治法　初起昏闷者宜开窍导痰法。

　　先用卧龙丹取嚏,继服妙香丸,或雷氏宣窍导痰法。然后辨别表里轻重,在表者芳香透解,在里者宜和解兼用攻下。

小结

　　(1) 温疟、瘅疟、风疟、暑疟、湿疟、疫疟、瘴疟,在临床上都有其特殊证状,因此,在名称上就有各种不同的类型。只要掌握其特殊证状,再求其原因和属性,然后立法处方。

　　(2) 各种类型的疟疾证状,并不如此单纯,多有互相兼夹的混合类型。因此这里介绍的,只言其常,未道其变。

　　(3) 本篇仅介绍温病科属的各种类型疟疾,他如痰疟、寒疟等,当于内科门中求之。

表 13-4　温病科属各种疟疾证治简明表

病　名	主要特征	重　心	治　　　法 法　则	例　方
温　疟	先热后寒	阳明经(气分)	辛凉清解参以辛温	白虎加桂枝汤
瘅　疟	但热不寒		辛凉清热	白虎汤
风　疟	热多于寒,自汗恶风	太阳经兼少阳经(卫分)	辛温宣散	雷氏辛散太阳法
暑　疟	憎寒壮热,口渴苔糙		清暑和解	雷氏清营捍疟法
湿　疟	热势不扬,身重胸闷	太阳兼少阳(气分兼卫分)	化湿和解	柴平汤
疫　疟	沿门阖境,证状相似,不必拘于一定症状	证无定格治宜相机	芳香化浊辟疫解秽宣窍导痰	如藿香正气汤、雷氏宣窍导痰法、卧龙丹、紫金锭、妙香丸、紫雪丹等
瘴　疟	昏迷不省人事,寒热甚微	厥阴经(营分)		

第十四章

湿 热 痢

（一）定义

湿热痢多发生于夏秋之交,属于温病性质的一种常见疾病。它的主证就是腹痛便利不爽,红白夹杂,外形湿热熏蒸等证状,临床上叫它为湿热痢。

（二）名称略释

湿热痢是痢疾中最常见的类型,为了便于讨论,我们稍为涉及有关痢疾的名称和源流等问题。根据文献所载,痢疾名称,有数十种之多,现在择要者略释如下。

1. 肠澼　"肠澼"这个名称,载于《内经》,主要是形容肠的部位病变的情况。据《内经》有"肠澼便血""肠澼下白沫""肠澼下脓血"等的记载。张隐庵对"肠澼"的解释精短而明白,他说:"肠澼者,邪僻积于肠间而为便利也。"

2. 下利　仲景之《伤寒论》中有"下利"的记载,如"少阴病,下利便脓血者,桃花汤主之"。"热利下重者,白头翁汤主之"。这个"利"没有"疒",可能包括泄泻在内的。但从以上两条经文之意来看,以药测证,便可以知道这一个"利"主要是指痢疾而言的。

3. 滞下　"滞下"这个名称,是散载于唐宋以后的方书,主要是指"下而不流利",即里急后重之感也。正如张景岳所说:"痢疾即经所谓肠澼,古今方书因其闭滞不利,故又称为滞下。"

（三）源流

关于痢疾的记载，多以证状的表现为根据的。一直至隋代，"痢疾"一证始成为独立的病名。例如《巢氏病源》将痢疾划分为许多类型，如赤痢、白痢、赤白痢、冷痢、热痢……并将经久不愈的加上"久"字，称为"久痢"，这对于临床诊断，是有很大帮助的。

（四）讨论范围

痢疾的种类很多，本章是属于温病范围的痢疾，不论在病因或证状、治疗等方面，都以温病为中心，其他的痢疾，在此从略。

（五）病因

本证的病因，主要如下。

1. 外因　夏秋之交，湿土当令，残暑未清之时，湿热熏蒸，人处其间，易为热中挟湿之气所感。

2. 内因　过食生冷，伐伤脾胃，以致脾不运化，胃不消导，消化之功能失司。

致病的因素，固然是有外因和内因，但主要是内因决定外因的。因为善于摄生，正气旺盛的人，纵然外界湿热熏蒸，也不能为患，正如《内经》所说："正气存内，邪不可干。""邪之所凑，其气必虚。"所以历代医家告诉我们，要重视"内因"的决定作用。

例如，李士材："夫痢起夏秋，湿蒸热郁，本乎天地，因热求凉，过吞生冷，由于人也。"

吴鞠通："湿热内蕴，夹杂饮食停滞，气不得行，血不得运，遂成滞下，俗名痢疾。"

总之，本病是夏秋之交，外感时令湿热之邪，内伤饮食生冷之积而成。

（六）证状

1. 主要症状　里急后重，腹痛如刮，或微微作痛，频频登厕，轻者日十余行，重者日三四十行，甚重者几不能离厕，所便不多，痢下赤白稠黏而秽，或如鱼脑之状。

按:"里急后重、腹痛"乃本证之典型症状,所谓"里急"者,急迫欲便,腹中不宣快也;"后重"者,肛门欲坠,便而不爽也。此由于热郁湿蒸,火秽之气奔迫于大肠,以致气不运行、血不畅遂所致,故腹痛之缓慢或剧烈,即滞之轻重也。

2. 挟表症状　本证初起,兼有表邪的,必见发热、恶寒、无汗、头身疼痛等表证。

3. 偏热偏湿症状　本证之外因,原属湿热之邪侵袭为患,其所谓"偏"者,即热重于湿,或湿重于热之义。

(1) 热重于湿:除主症之外,则发高热而烦渴,频频引饮,且喜冷饮,汗出热臭,腹痛和里急后重甚剧,小便短赤而涩痛,便秽迫人等。

(2) 湿重于热:除主症之外,则身微热而不扬,胸膈痞闷,呕恶难过,渴而不引饮,或热饮而不多,口淡微腻,饮食乏味,腹痛绵绵,小便清白或微黄而短等。

总之,以上的症状类型,只不过为了便于说明问题,在临床上必须随证辨治,方不致误。

(七) 诊断

1. 脉象和舌苔　初起兼表,脉多浮数,舌苔薄白而润;热重于湿,脉多滑数有力,舌苔厚腻而黄;湿重于热者,脉多浮濡,舌苔厚腻而白。

2. 辨证

(1) 主要症状:如图 14-1。

$$
\begin{array}{l}
里急\left\{\begin{array}{l}
不及登厕而即泻者——火邪有余\\
登厕而不甚急迫,或久坐无便——营阴不足
\end{array}\right.\\
后重\left\{\begin{array}{l}
便后减轻,未几复作——实\\
便后不减,反而加重——虚
\end{array}\right.\\
腹痛\left\{\begin{array}{l}
腹痛拒按,势甚剧烈者——实(初痢多见之)\\
腹痛喜按,痛势绵绵者——虚(多在久痢或湿重时见之)
\end{array}\right.
\end{array}
$$

图 14-1　湿热痢的主要症状

(2) 大便性状

1) 辨轻重。巢元方:"冷热相交,赤白相杂,重者状如浓涕,而血杂之;轻者白脓上有赤脉薄血,状如鱼脑,亦谓之鱼脑痢也。"如图 14-2。

$$
赤白痢
\begin{cases}
状似浓涕而杂血——重 \\
状如鱼脑仅有血丝——轻
\end{cases}
结合脉证
$$

图 14 - 2　辨轻重

2）分气血，如图 14 - 3。

$$
赤白痢
\begin{cases}
赤——血 \\
白——气
\end{cases}
赤白相杂,气血俱伤
$$

图 14 - 3　分气血

对于痢色赤白，也有人认为白痢属寒，赤痢属热的。但仅凭这一点来判断寒热是不够恰当的。因为红痢也有属寒的，例如："少阴病，下利便脓血者，桃花汤主之。"这便是红痢属寒的一个例子。同样白痢也有属热的，所以对痢的属寒属热，应该根据整个脉证辨而分之，正如何秀山所说："痢疾一证……不可据赤白分寒热，当以舌苔脉象辨之，大抵赤属血，白属气，赤白相杂，气血俱伤。"

总之，对于一个疾病的诊断，必须四诊并重之外，还要注意到地区、气候等的特点加以综合分析，才能得出全面而正确的诊断。

（八）治法

在临床上不论对于哪一种疾病，都应采取"辨证论治"的方法，对于痢疾证，当然也不例外，所以张景岳说："凡治痢疾，最当察虚实辨寒热。"本证是湿热为患而偏于实的一种痢证，因此它的治疗原则和方法，都和其他类型有某些程度上的区别。

1. 原则　清热泻火，导滞化湿。

湿热之邪闭郁于内，壅滞肠间，故血气之行不畅而里急后重乃作也，予清热泻火之剂，则足以解闭郁之热邪；用导滞化湿之品，则滞散而湿去。初期切不可用脓涩之剂，晚期亦不可投乱，因脓涩剂最易留邪壅滞故耳。

2. 方法

（1）解表：初起挟有表证，宜先解表，表解则全身症状减轻或消失，如不顾表而专治痢，则非但不解，反而使表邪内陷，加重为患也。

戴北山："……解其表而里自和，其痢多有不治而自衰者，若用治痢之法，先清其里，里气虚而表邪陷，轻者增其烦躁沉困，重者遂至呕逆昏惯而危矣。"

陈修园:"外疏通,则内畅遂。"

总之,痢证兼表,首先解表,是很重要的。

1) 例方:人参败毒散。本方为扶正祛邪,发散风寒而兼利湿的方剂。以人参补气,兼助二活、二胡、川芎鼓邪外出;枳壳宣中焦之气,茯苓渗中焦之湿,桔梗开肺与大肠之痹,甘草和诸药,乃陷者举之法也。虽为解表之方,不治其痢而痢自愈,故喻嘉言赞崇之为"逆流挽舟法",素体不虚者,去人参之补。

2) 其他选用方:①陈修园主张用桂枝汤、葛根汤。②时方,如荆防败毒散、藿香正气散(汤)。

总之,解表方法固然是极为重要,但必须结合临床具体情况,随证加减,始能做到丝丝入扣;同时以微取汗出为佳,以温病最易化燥化热,宜时时顾护津液为要务。

(2) 清热解毒,导滞化湿

[热重于湿:以清热为主,兼以导滞化湿]

1) 例方:白头翁汤。以白头翁之寒而苦辛,能清热散火而燥湿;秦皮寒而苦涩,清热而收下利之重;佐黄连以清中焦之火,黄柏以泻其下迫之热邪。本方乃苦以坚阴,寒以胜热之剂,是治热痢之要方。如热甚者,可加黄芩、银花;腹痛剧者,酌加木香、莱菔子、槟榔,以加强其清热和消滞行气之功效。

2) 其他选用方:①香连丸或木香枳壳丸。②积滞重者,雷氏"清痢荡积法"加楂肉、槟榔等治之。

[湿重于热:以化湿为主,佐以导滞清热]

1) 例方:香连平胃散。

以平胃散健脾燥湿,助脾胃之运化而胜湿;黄连之苦以燥湿,寒以清热;木香调气而化滞。

2) 其他选用方:①初痢阴液未伤,腹痛里急后重剧烈,小便短者,可用苦辛寒法——四苓芩芍汤。②有积滞者,朴黄丸荡涤之。③舌苔滑而微黄者,木香黄连丸。④湿秽偏重,痢下赤白,小便不利者,可用辛淡合芳香之法——滑石藿香汤。

阴不伤而小便不利者利之,四苓芩芍汤,滑石藿香汤是也。但两者之运用是有所区别的,四苓芩芍汤为小便涩短,是湿中蕴热郁结于膀胱,故以四苓通膀胱而急开支河;滑石藿香汤之小便不利,非其重点,主要在于醒脾辟秽,利小便兼之。

(3) 行气和血:痢下赤白是气血两伤,在治疗上运用行气和血之法也是很重要的。刘河间说:"行血则脓血自愈,调气则后重自除。"凡患痢证发热不高,不偏于湿无表证时都可以用之。

1) 例方:芍药汤。

以归芍和营卫而调血,木香、槟榔、大黄通滞而行气,芩连燥湿而清热,加肉桂者,假其辛热以为反佐也。

2) 运用行气和血药的注意点:①治赤痢要兼用气分之药(以气为血之帅,气行则血自止)。②治白痢血分之药不可兼(引邪内陷,反变脓血)。③运用行气活血之剂,宜适可而止,不可过用,以免伤血破气。

(4) 开噤法:下痢不纳食,或呕不能食曰噤口。此乃痢疾中最险之见症,往往不治而殒命。

1) 原因:①湿热壅塞胃口,胃气伏而不宣。②误服分利药,伐伤脾胃。③止涩过早,邪气不能下泄,反而上逆。④宿食不消,水饮停蓄。

2) 例方:雷氏调中开噤法。

党参补益中州,黄连清胃中之热,半夏和中止呕,霍香醒振脾阳,石莲开噤纳食,陈仓米益阴养胃。

3) 痢疾初起噤口,多为瘀热塞于胃口,可用:

喻嘉言——人参、石莲等分煎汤呷之。

朱丹溪——黄连、人参、粳米煎汤频频饮服。

总之,噤口有虚实之分,实者易治,虚者难治,痢证之噤口,多属脾胃受损而虚火上扰,故治以清胃中之火,养胃中之阴为主。临证当辨证论治,分其虚实,不可拘泥于此也。

3.妇女和幼儿的治法 妇女和幼儿患痢,除根据治痢的一般原则和方法之外,还要照顾到妇女的妊娠和新产,与小儿为纯阳之体的生理特点,加以不同的处置。例如,妇女妊娠,宜注意保胎,虽《内经》有"有故无殒亦无殒也"之言,但亦应审慎从事,不可恃经之言而孟浪为之;新产之妇,元气虚损,血脉不实,不宜苦寒或攻伐之剂,应以调气和血为先。小儿发热之时,最易痉挛抽搐,宜注意清热平肝熄风并重,可酌加钩藤、羚羊角之类。

4.治疗中的几点注意

(1) 发汗:痢证挟表,须用汗法解之;但痢证已伤津液,如汗不如法,则津液更伤,胃气受损益甚,邪气得乘虚流连,遂成胀满难治。故用汗法,应以微微汗出,适可而止。

（2）利水：利水之剂最伤津液,如阴液过利,则积滞之物欲下甚难,所以必当湿浊甚重而阴津未伤、小便短涩者,方可用之。

（3）温补：证属湿热所伤,得温则以火济火,得补则截住邪气,反而流连难愈。故用温补之法,必是元气亏损,非补不足以胜邪之时,始权宜用之。

5. 预测顺逆的讨论

（1）脉象：①初痢宜滑大,不宜微细。②久痢宜沉小,不宜滑大。

初痢正气未虚,久痢正气已损亏,故脉之滑大或微细以测顺逆,是根据"脉症相符"而言也。

（2）证状：①下痢不止,水浆不入,气少脉细,皮肤寒者。②下痢纯血,噤口呕逆,身热脉大者。③下痢如尘腐色,如屋漏水,如竹筒注者。俱属危候,多难挽救。

"下痢不止,水浆不入",乃胃气败而不能纳谷,人以五谷之精气,为气血生化之源,今水浆不能入,生化之源将绝,故属危候,尤以"气少脉细,皮肤寒者"乃阳绝之兆。"下痢纯血,噤口呕逆,身热脉大",乃脉症不符,胃气已败,亡阴之兆也。"如尘腐色,如屋漏水,如竹筒注者",乃脾胃之气将绝,真脏欲亡之候也。

小结

（1）本病同为暑热挟湿之邪而得,不论在辨证或论治上,必须结合有关的暑证,才得到更正确的诊断和治疗。

（2）本证乃湿热为患,故治之以清热泻火,导滞化湿为主。对于清凉柔润,温补固涩或分利攻下之剂,俱宜慎用;至于苦寒之剂,亦不可太过,盖以苦寒伤胃,且易化燥伤津,这也是应当注意的。

（3）妇女有妊娠产后之特点,小儿则发育和抵抗力与大人有所不同,在治疗上除根据总的原则外,还应该根据他们的特点,加以适当的处置。

（4）本证虽是痢症中的一个类型,但治之不当,则可以变为虚痢、寒痢、休息痢等,故治之是否恰当,是关系很大的。

附　疫　痢

1. **病因**　感受时行戾气而发生，《症因脉治》云："时行疫痢，长幼相似，能使传染者是也。"

2. **证状**　发病急速，症势剧烈，发热恶寒，身疼，口渴烦躁或呕吐，腹痛如绞，痢下赤白或似烂炙，日数十行，大便腐臭触人，肛门灼热。如热毒过盛则神昏谵语，抽搐痉挛等，间有夹斑疹。

3. **诊断**

（1）舌苔和脉象：如图14－4。

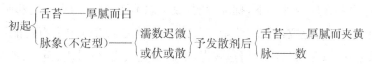

图14－4　疫痢的舌苔和脉象

（2）鉴别：如表14－1。

表14－1　湿热痢与疫痢的鉴别表

湿 热 痢	疫 痢
（1）感受夏秋之邪，内伤饮食生冷之积。	（1）感受时行戾气。
（2）病势较缓，传染力低。	（2）病势急速，传染力高。
（3）下痢赤白稠黏而秽，或如鱼脑，腹痛如刮或微微作痛。	（3）痢下赤白臭腐蚀人，腹痛如绞，甚则抽搐痉挛神昏谵语，间或夹斑疹。
（4）兼表脉浮，偏热脉滑数有力，偏湿濡缓。	（4）初起脉多濡数或迟微或伏或散，表解后脉多数。
（5）治以清热泻火导滞化湿之剂	（5）治以清热解毒表散之剂

4. **治法**　本证发病急速凶烈，变化也很大，务须结合气候的情况，以为辨证论治。通常的治疗原则，以清热解毒表散为主。

（1）表证：人参败毒散或仓廪汤，体实去人参。

（2）表解里实：槟芍顺气汤。

以芍药益阴和血,槟榔枳实行气化滞,厚朴降气而燥湿,生姜鼓振胃阳,大黄清热而通便。

(3) 燥火过甚:当归银花汤合黄芩汤。

疫痢燥火过甚,热毒内蕴,所下之物腐臭迫人,亟宜清肠凉血解毒;否则拖延时日,则热毒有腐烂肠胃之可能。故以归、芍、生地入血凉血,银花、甘草清热解毒,同时配黄芩汤之苦寒以坚阴则热去而毒解也。临床时加石斛、丹皮、牛蒡之属则其效更快。

(4) 郁热生毒,肠中腐烂:解毒生化丹。

郁热生毒,肠中腐烂,则腹痛如刀切,下痢之物腐臭逼人。此由于热极生毒,肠为热邪所灼而腐烂,病候至此,生机已危,亟宜解毒化腐生肌之剂,故以解毒生化丹主之。

(5) 下痢神志不清,身热唇焦舌刺,脉沉细者:清瘟败毒饮。

疫毒火邪充斥内外上下,扰乱神明,故神志不清;津液为火热之邪所灼,故唇焦而舌刺,宜以清瘟败毒饮大清十二经之火毒救之。盖方中之石膏能清十二经之火,以退热淫;芩、连、犀角清热解毒,泄心肺上焦之火;丹皮、栀子、赤芍泄肝经之火;连翘、玄参解浮游之火;生地、知母抑阳扶阴,泄亢盛之火而救津;桔梗、竹叶载药上行,合甘草清热解毒,本方乃大寒解毒之剂也。凡疫毒火邪闭郁于内,阴液将绝而现唇焦齿枯,脉微细,或伏而不见,神志不清者,用之往往有效。

(6) 兼证

1) 斑疹:化斑汤。

2) 疹:穷源透毒汤加丹皮、赤芍、大青叶之类。

痢见斑疹者,乃热邪郁结,侵及血分,凡偏于营血之间者则为斑,偏于气营之间者则为疹。故治斑以化斑汤为主,以石膏清肺胃之热,知母清金保肺,而治阳明独胜之热,甘草清热解毒而和中,玄参、粳米清热益阴而养胃津;犀角之咸寒,救肾水而济火,托斑外出。

治疹以穷源透毒汤为主,方中之荆芥、牛蒡、菊花轻清走表,可解气分之郁热,使疹外达;甘草、银花、贝母、连翘,清热解毒,玄参、蒲公英凉营解毒,加木通以通络,使气血络脉所蕴之毒,全能外透,不致内陷,其穷源之意即此也。

3) 神昏谵语,壮热痉挛者:神犀丹。

下痢神昏谵语,壮热痉挛者,乃热邪亢盛,犯及神明,邪窜厥阴,故神昏谵语而痉挛,乃热极而生风之象也。宜以神犀丹清热凉血解毒安神,并可酌加羚羊角、钩藤之属以凉肝熄风,而收清营开窍,泄热定风之效也。

小结

(1) 痢疾一证,早在《内经》便有"肠澼"之称了,迄汉《伤寒杂病论》则有"下利"之名,至隋代《巢氏病源》则有"痢疾"之独立病名,如赤白痢、冷痢、热痢等,以后方书因其闭滞不利,往往又有"滞下"之称。

(2) 湿热痢是根据病因,疫痢则根据流行情况而定名。

(3) 本章所论主要是属于温病类型之痢证,其他皆从略,故对于温补固涩之剂,一概不涉及。

第十五章

秋　　燥

（一）定义

本病是感受秋令燥气而即发的一种疾病，不同于内伤的津液干燥。因此它的定义就是秋令病起咳嗽津气虽伤而无里热者，即名为"秋燥"。

（二）性质

古人由于各人所处的时代、地域不同，因而对燥证性质的理解也是不一致的，见下文。

（1）喻嘉言认为属热："燥金虽秋令属阴，然异于寒湿，同于火热，以燥治燥，恬于操刃，曾不知阴气之消亡耳。"

（2）沈目南认为属寒："《内经》失去长夏伤于湿，秋伤于燥，所以燥证湮没，至今不明，先哲虽有言之，皆是内伤津血，干枯之证，非外感清凉时气之燥……殊不知燥病属凉，谓之次寒，病与感寒同类。"

（3）吴鞠通解释以胜复之理（吴氏论燥，有正化对化胜气复气之说）。

"胜复之理，与正化对化，从本从标之道，近代以来，多不深求，注释之家，亦不甚考。如仲景《伤寒论》中之麻桂、姜附，治寒之胜气也，治寒之正化也，治寒之本病也。白虎、承气，治寒之复气也，治寒之标病也，余气俱可从此类推。"

（4）费晋卿认为燥有热凉两类："燥者干也，对湿言之也，立秋以后，湿气去而燥气来,初秋尚热则燥而热,深秋既凉则燥而凉。以燥为全体,而以热与凉为之用,方见燥字圆活,法当清润温润。"

根据以上的引述,对于秋燥病证的性质,就是外感凉温二气,可寒化,可热化,至于古人不同的看法,这是由于时令气候有太过与不及,以及地理条件、人体禀赋为其转移的。这一点,未尝不是促使学术发展的良好现象。

(三)源流

燥证,首见于《内经》,例如,《素问・阴阳应象大论》:"燥甚则干。"《素问・六元正纪大论》:"阳明司天之政……凉乃行,燥热交合,燥极而泽,民病寒热……"其他如西方生燥,燥生金等散见很多。但是《内经》仅有"燥"的记载,而《素问・病机十九条》没有"秋燥"一证的论述。后世医家束缚在"遵经"的传统观点上,未敢畅发,因此在汉代以前的文献上找不到"秋燥"的病名。直至金元时代刘完素才补"诸涩枯涸,干劲皱揭,皆属于燥"一条,惜乎并未引起诸注家的重视。到了清代喻嘉言才首创《秋燥论》一篇,发扬了敢想敢说的精神,易《内经》"秋伤于湿"为"秋伤于燥"。

自喻氏提出以后,后人多所评述,如近人王香岩说:"《内经》脱秋伤于燥一条,后人不敢畅发议论,唯喻氏揭开生面,著有《秋燥论》一篇,后又有**沈睛**论燥气一节,二公论著,可谓精深透辟。"这种评语我们认为是非常公允的。

关于秋燥的源流介绍到这里,我们可以有这样的一个概念,就是虽导源于《内经》,发挥于刘完素,实底定于喻嘉言也。

(四)病因

本病的成因,前人都认为由于气候太过与不及而新感秋令燥气即发的一种疾病。因为秋日燥气主令,肺合于秋,皮毛应之,同气相应,所以感而成病,可分属寒属热两种。

俞根初说:"秋深初凉,西风肃杀,感之者多病风燥,此属燥凉,较严冬风寒为轻。"

"若久晴无雨,秋阳以曝,感之者多病温燥,此属燥热,较暮春风温为重。"

同时古人推论病因,往往把季节结合起来观察和分析的,例如,雷少逸说:"推六气中,燥金主令,自秋分而至立冬。"从这里可以看出,本病的发生是由于秋令气候之太过与不及所引起。然而这仅是外因的一方面,另一方面前面已经谈过,燥证与人的体质禀赋有关。这是因为夏日炎热,汗出伤津,卫表之气已虚,固外之能已减;迨至秋令气候演变之时,机体不能适应这种变化,肺合于秋,古人在"天人相应"的理论下,认为同气相求感受此气,这就是中医学"内因决定外因"的观点。

此外,还有挟暑内伏而发的兼证。从湿化的为肺燥脾湿,脾湿肾燥。从火化的分为肺燥肠热,胃燥肝热等,这在下面再谈。

(五)证状

1. 秋燥本证

(1)凉燥:初起头痛,身热恶寒,无汗,鼻鸣而塞,好像感受了风寒。这是由于燥凉束表,肺应皮毛,而亦主表,且鼻为肺窍,故初起见证,有似风寒,但燥证有它的特征,伴有津气干燥现象,而与风寒有别。由于津气干燥,所以还有唇裂、嗌干,皮肤干痛(唇为脾属,金为土之子,子病及母,故唇裂。嗌为肺系,皮表为肺所主,由于肺不布津,在上则嗌干,在外则皮肤干痛),干咳连声,胸满气逆(清肃无能,肺金不降),两胁窜痛(肺属金,肝属木,肝络布胸胁),舌苔薄白而干,扪之碍手(肺燥气不布津,津不上润)等。

总之,凉燥的病机,是由秋凉束表,阴凝则燥,以致肺气清肃无权,不能布津,因此出现寒热无汗,皮肤干痛,苔白而干,扪之碍手等津伤证状。

(2)温燥:初起头痛身热,干咳无痰,气逆而喘,咽喉干痛,鼻干唇燥,胸满胁痛,心烦口渴,舌苔薄白而燥,边尖俱赤等。

温燥的一般证状,与凉燥相同,仅心烦口渴,苔白而燥,舌干,边尖俱赤而异于凉燥。其热象较重,又有津气干燥现象的,这是因为温燥病机,是火热刑金,阴伤则燥,实因秋承夏后,余炎未息的温热之气,伤及肺阴所致。

2. 秋燥兼证 外感秋燥,如果内兼伏暑,辨证时便要认清伏暑是从湿化还是从火化的。

(1)暑从湿化(转化为太阳脾的)

1)肺燥脾湿:初起洒淅恶寒,寒已发热,鼻唇干痛,肢懈体痛,渴不思饮,饮水即吐,烦闷不宁,胸胁胀痛,舌苔粗如积粉,两边白滑等。这些证状出现是由于肺感燥气,脾遏湿邪所致。

如果燥邪进一步伤及肾阴,而脾湿依然如故,呈现的证状是脾湿肾燥。

2) 脾湿肾燥:肢懈无力,周身疼痛,咳痰咸而稠黏,气喘息短,颧红足冷,脚心反热,甚即萎厥,后即便泄,泄而后重,前则滑精,溺后余沥。妇女则多带腰酸,舌圆胖嫩,上罩一层黏苔,边滑根燥等。

(2) 暑从火化(转化在阳明胃的)

1) 肺燥肠热:上则喉痒干咳,咳甚则痰稠黏而带血,血色鲜红,胸胁窜痛,下则腹热如焚,大便泄泻如注,肛门热痛,甚或痛泻艰涩,似痢非痢,便溲热臭,舌苔干燥起刺,兼有裂纹。

这些证状的出现,都是由于肺燥化热,劫伤阳络,伏暑化火,下迫大肠所致,若胃热波及于肝,则呈现厥阴证状。

2) 胃燥肝热:大渴引饮,灼热自汗,四肢虽厥而心烦恶热,时而气逆干呕,心脘疼痛,筋脉拘急,甚则瘕疝,男子睾丸疝气,妇女小腹腰胯牵痛,便多燥结,或里急泄利不畅,或便脓血,前阴则溺短色赤,甚则溺管灼热而痛,舌质红嫩,甚则紫绛等。

(六) 诊断

本病异于其他新感温病的地方,就是一开始便有"津气干燥"的现象。如咽干唇燥,舌苔干燥等。在脉诊方面,也与一般的温病不同,如俞根初"燥症脉多细涩,虽有因兼证变证而化浮洪虚大弦数等脉,重按则无有不细涩也"。

细脉如丝,视而微软;涩脉延缓,往来按难,是津伤阴结之征。燥邪在气必兼浮大,燥邪伤血必兼虚数。(表 15 - 1～15 - 3)

表 15 - 1　凉燥与温燥鉴别表

凉　燥	温　燥
(1) 恶寒较为严重,持续时间亦较长。	(1) 恶寒较短,不久即随汗出而消失。
(2) 鼻鸣而塞或流清涕。	(2) 鼻中必有感热感。
(3) 痰多清稀,化热后始变胶黏。	(3) 咯痰多稀而胶黏。
(4) 一般的舌淡口和。	(4) 初起即感心烦口渴。
(5) 舌苔薄白而干,扪之戟手。	(5) 舌苔白薄而燥,边尖俱赤。
(6) 化热后与温燥同一趋向	(6) 劫灼阴液,较凉燥为速

表 15－2　凉燥与风寒的鉴别表

凉　燥	风　寒
（1）所感者是凉燥之气。	（1）所感者是风寒之气。
（2）燥气劫夺太阴（手）之津，故干咳而两胁窜痛，胸满气逆，皮肤干痛。	（2）风寒郁遏太阳之阳，故肤表紧束，头痛体痛较重。
（3）初起即现唇燥嗌干，舌苔干燥等一派燥象。	（3）舌淡口和，苔白薄，望之湿润。
（4）脉搏多细而涩，或带弦象。	（4）脉象多浮而兼紧。
（5）病程较长，初起时，津气即现干燥，化热后伤阴尤甚	（5）病程甚短，且不易化热伤津

表 15－3　温燥与风温的鉴别

温　燥	风　温
（1）深秋。	（1）冬春。
（2）多见胁痛。	（2）少见胁痛。
（3）少见逆传。	（3）易见逆传。
（4）脉细涩	（4）脉浮数

（七）治法

　　燥气易于伤津，故治法以滋润为主，《素问·至真要大论》"燥者濡之"的明训，叶天士的"上燥治气，下燥治血"之说，这都是治燥的指南针。

　　治火可用苦寒，治燥必用甘寒，火郁可以发，燥胜必用润，火可以直折，燥必用濡养，如图 15－1。

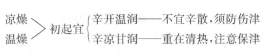

$$\left.\begin{matrix}\text{凉燥}\\\text{温燥}\end{matrix}\right\rangle\text{初起宜}\left\{\begin{matrix}\text{辛开温润——不宜辛散，须防伤津}\\\text{辛凉甘润——重在清热，注意保津}\end{matrix}\right.$$

图 15－1　凉燥与温燥的治法

　　何廉臣："六气之中，唯燥气难明，盖燥有凉燥温燥、上燥下燥之分；凉燥者燥之胜气也，治以温润，杏苏散主之。温燥者，燥之复气也，治以清润，清燥救肺汤主之。上燥治气，吴氏桑杏汤主之。下燥治血，滋燥养营汤主之。"

　　1. 秋燥本证

　　（1）凉燥：如图 15－2。

凉燥 {
　初起 {
　　头痛身热，恶寒无汗，咳嗽胁痛者——香苏葱豉汤去香附加杏仁、牛蒡、前胡、桔梗主之
　　表寒较甚，咳嗽稀痰，鼻鸣而塞者——杏苏散主之
　}
　半表半里——往来寒热，胸满胁痛，咳而不爽，痰出不畅者——柴苓枳桔汤加杏仁、苏叶、前胡、牛蒡主之入里——化热后与温燥治法相同
　若热解而腹满腹胀便闭者，用结皮五仁汤加全瓜蒌、薤白
}

图 15-2　凉燥的治法

（2）温燥：如图 15-3。

温燥 {
　上焦 {
　　头痛身热口渴，干咳无痰，舌红苔薄白而燥，轻则桑菊饮，重则桑杏汤
　　耳鸣目赤，龈肿咽痛，清窍不利者——翘荷汤
　}
　中焦 {
　　舌红少苔，咳嗽胁痛甚剧（燥伤阴分）——喻氏清燥救肺汤
　　热咳不已，口舌干燥而渴（燥伤肺胃阴分）——沙参麦冬汤、五汁饮
　　身热汗多，咳而气喘，烦渴舌赤（气血两燔）——玉女煎去牛膝加石斛，去熟地改生地
　}
　下焦——昼凉夜热，干咳或不咳，甚则痉厥（燥久伤及肝肾之阴）——三甲复脉汤、定风珠、专翕大生膏
}

图 15-3　温燥的治法

2. 秋燥兼证

（1）暑从湿化：肺燥脾湿之证而兼表者，先以辛凉解表，化气开湿，如葱豉桔梗汤加杏仁、牛蒡、枳壳、藿香、佩兰主之。若饮不思食，烦闷不宁，胃脘无压痛者，半夏泻心汤苦辛开气，淡渗利湿。

若阳虚多湿，湿伤肾气而燥者，阴凝则燥也，进而为脾湿肾燥，予《金匮》肾气丸加减，温化肾气，以流湿润燥，肾气化，则阴凝自解。

（2）暑从火化：初起有表者，先解新邪，继清伏热，是其正治。若病起即感喉痒干咳，继则咳甚，痰稠带血，胁痛腹热如焚，便泄肛热，苔燥起刺兼有裂纹。这是"肺热肠燥"之证，法当甘凉，清润肺燥以坚肠，阿胶黄芩汤主之。

至若"胃燥肝热"，烦渴不解，灼热自汗，肢厥干呕，或气冲，法当甘寒救液，苦寒泄热，清润胃燥以泻肝，清燥养营汤去归桔加胆草、黄柏，若风动加羚羊角。

如阴虚多火，湿热耗伤肾阴，而燥自内生者，法宜清润，用知柏地黄汤加减，酌加阿胶咸寒之品，滋养阴液，以坚肾燥脾，肾阴坚则液竭可回（脾湿肾燥）。

根据以上讨论兼证的治法，归纳如图 15-4。

$$兼证 \begin{cases} 湿化——辛开中佐以淡渗利湿之品 \\ 火化——凉润中参以泄热养阴之品 \end{cases}$$

图 15-4　兼证的治法

其次,我们要附带说明,秋燥性质有津气干燥的特征。因为它非风寒,所以在治疗时,不可误用麻桂辛温发汗升阳。再则,凉燥是肺不化津,温燥是津气已伤,泽泻、猪苓之品分利小便,又宜慎用。另外,还需要注意,大凡下药多为苦燥之品,善伤胃液,易劫肺阴,用之则能益滋其燥。因此,治疗本病,在应用汗、利、下三个方法的时候,极宜谨慎施投。

小结

(1) 燥气为病虽导源于《内经》,发挥于刘完素,但在清代喻嘉言之前很少作专题讨论,所以后世都认为喻氏是研究燥证第一人。

(2) 秋燥为秋令新感温病,凉甚津郁为凉燥,温热津伤为温燥。

(3) 除本证两类证状应区别外,更应与风寒、风温作鉴别。

(4) 治疗秋燥当分凉燥和温燥:凉燥治宜辛润,开泄上焦气分,不宜辛散,须防伤津;温燥治宜时刻顾及津液,重在清热,且须注意兼挟暑湿内伏。

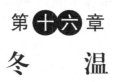

第**十六**章

冬　　温

（一）定义

何谓冬温,乃冬月感受非时之暖,立即发作,出现口渴、溲黄等热象较伤寒为显著者,临床上称之为冬温。

我们在讨论风温时说,风温是春季感受当令之暖所造成的新感温病。王孟英说"冬月天暖所感亦是风温",我们认为虽然两者都由温暖之风邪所引起的,但是由于发病的季节不同,所以在名称上必须分开,才不致混淆。我们在介绍温病概说时已经谈到,温病的命名有二:一是根据四时主气,一是根据气候反常的非时之气。因此风温是根据四时主气而命名,冬温是根据冬应寒而反温的非时之气而命名的。

吴鞠通说:"冬温者,冬应寒而反温,阳不潜藏,民病温也。"雷少逸说:"冬应寒而反温,非其时而有其气,人感之而即病者,冬温是也。"根据这两节论述冬温的记载可以看出,所谓冬温,是在冬季感受非时之暖的新感温病。

（二）性质

本病性质是表热入里,阴液易伤;因为它是冬季感受非时之暖的新感温病,在这个季节中,也是伤寒发生的时间,同时也还有伏暑晚发,虽有这两种疾病同时出现,但它们却与本病不同,伤寒是感当令之寒,伏暑是在长夏受暑,逾时而发的伏气温病。尤其是本病的口渴,非伤寒所有,脉浮为伏暑所无,本病易于伤阴劫液,伤寒则多寒化亡阳,伏暑则多溃入厥、少二阴,此为三者之不同特点。

（三）源流

晋代王叔和虽已有冬温病名，但论述欠详，迨至李东垣、喻嘉言二氏对此病始予阐发，及至清代各温热家才广泛的论述本病，列为长篇讨论，证治尤详，所以陆子贤说："迨南医辈出，始著其名。"

（四）病因

陆子贤对冬温的病因论述："皆由冬令温燠，阳失潜藏，甚至冷霜不见，桃李舒葩，而乾坤之气，遂有辟而无阖矣，人生一小天地，天地既有辟而无阖，则人身之气化亦有泄而无藏矣，是故冬应寒而反温者，既为恒燠之咎征，人或正气有亏，则邪尤易感。"我们若把这一段记载分析一下，可把冬温病因分为以下两个方面：一是外因，非时之暖；二是内因，素质之虚。

现在我们再把其他医家对冬温的内因、外因的论述介绍一下。

外因——吴坤安说："霜降以后，当寒不寒，乃更温暖，因而衣被单薄，以致感寒而病者冬温也。"

内因——雷少逸说："冬温，劳力辛苦之人，动作汗出，温邪乘袭，多在于表。冬不藏精之人，肾精不足，温邪乘袭——多在于里。"

根据雷氏的意见，温邪乘袭，是先由肤表失于致密，或少阴水脏先亏，始能导致感受温邪凑袭。

我们把以上各家记载归纳起来看：

（1）冬温的病因是外因非时之暖（如陆子贤所说），内因素质之虚（如陆、雷二氏所说）。

（2）必须说明，冬温虽然是感受非时之暖，而在季节上却是寒水当令，所以吴坤安说："当寒不寒，乃更温暖，衣被单薄，以致感寒而病。"俞根初也说："冬令晴暖，气候温燥，故俗称十月为小阳春，吸受其气，首先犯肺，复感冷风而发者，此名新感。"俗称"客寒包火"。由此可看出冬温的病因：有的是单纯感受非时之暖而发病，有的是感受非时之暖以后，又因新寒外束者。故在临床上，冬温初起有自汗恶热和无汗恶寒之别，其原因即在于此。

（五）症状

冬温是新感温病，所以它的发病规律一般是由卫气而渐及营血，或是肺卫受邪逆传心包,但是也有因其他原因而发生兼证和变证的,这样就和一般发病规律不完全相同。因此对冬温证状的叙述,我们把它分为两个部分。

1. 冬温一般证状

(1) 顺传:卫→气→营→血。

1) 卫分:冬温初起,发热无汗,微恶寒,口渴,鼻流清涕,咳嗽,气逆,脉数,舌苔由白渐黄。

2) 气分:继则汗出热不解,咳呛胁疼,脉滑数,舌赤苔黄而燥。但肺胃气分证状,在临床上要分析偏重于肺或偏重于胃,偏重于肺,出现热渴咳嗽,胁疼,脉滑数;偏重于胃,则出现口渴,烦热,自汗,脉洪大。

迨至邪全入胃,阳明燥热不解,必致于里结,形成阳明腑实证,出现谵语,便秘,脉沉弦,舌苔老黄等证状。

3) 营分:阳明气分燥热不解,必然渐及营分,营分受邪,就出现烦躁少寐,谵语神昏,斑疹隐约,脉弦而数,由于邪气深入,里热内炽,故表热反而不扬。

4) 血分:①气血两燔,自汗恶热,烦躁口渴,脉数舌绛,斑疹隐隐。②热深入血,四肢厥逆,舌绛紫晦,神识昏迷,手足抽搐。③伤及肝肾,手足蠕动,理线撮空。

(2) 逆传:卫┈→气┈→营┈→血。

温邪如不顺传,就会形成逆传,所谓逆传,就是温邪不经过气分证状,而由肺卫直接传入营分。因此营卫逆传的证状,就是在肺卫受邪之后,立即出现手厥阴证状,如神昏、喜笑、舌绛、脉沉数等现象。

2. 冬温的变证和兼证 以上所介绍的是冬温一般的发病情况,但是由于体质不同,或其他原因,可以出现冬温的变证或兼证,现在分别介绍于下。

(1) 变证:冬温变证,有胃阴虚、胃阳虚的分别。

陆子贤说,如图16-1。

冬温初起 { 舌遽干,神便昏,烦热,脉数 > 邪盛 < 胃阴虚
或吐或泻,无热,神倦多寐,脉软 > 正虚 < 胃阳虚

图 16-1 冬温变证

因为不同于冬温的一般发病规律,故称变证,其变证的原因,容后一并介绍。

(2) 兼证。俞根初说:"若冬温引动伏暑内发者,此为伏气,病深而重。"又说:"一起即头疼,壮热,咳嗽,烦渴,或无汗恶风,或自汗恶热,始虽咽痛,继即下

利,甚则目赤唇红,咳血,便脓,肢厥胸闷……"俞氏把这种病称冬温伏暑,又叫冬月伏暑。

现在我们把陆、俞二氏所谈的变证和兼证作一初步分析,陆氏所说的变证,是由体质的胃阴虚或胃阳虚所引起的,胃阴素虚,再加温邪化燥伤阴,故舌遍干,邪盛正虚,不能鼓邪外达,故神便昏,总由胃阴虚之故。若胃阳素虚,温邪侵袭,邪胜正虚,阳虚不运,故吐泻,无热,神倦,总由胃阳虚之故。

俞根初所说的冬温伏暑,我们应该要这样来理解:原是体内本有伏邪,恰遇新感冬温之后,激动在里之伏温外达,实际上是一种兼挟新感的伏气温病,因其本是冬温而兼有伏邪,故称为冬温兼证。

(六)诊断

根据上述证状,不难诊断,唯冬季的时令病复有伤寒,或可见晚发的伏暑,故对冬温、伤寒、伏暑三者之间,必先有确切的鉴别,如表16-1。

表16-1　冬温、伤寒、伏暑、初起证状鉴别表

分　类	冬　温	伤　寒	伏　暑
热　型	发热重恶寒轻	发热轻恶寒重	发热重,恶寒之轻重则视新感之微甚而定
舌　质	边尖红赤	正常	赤或红绛
舌　苔	薄白	薄白	厚腻或无苔
口　渴	有	无	渴甚
咽　红	有	无	有
脉　象	浮数	浮紧	弦微或沉数而躁
小　便	初起灼热,迫入气分后始见微黄	不热不黄	短赤甚或如油
头　痛	轻	重	如裂
特　征	鼻塞,流涕,咳嗽胸闷	恶寒甚,头身痛,项强	胸腹之热如焚
发病季节	冬季	冬季	多发于秋季,冬季较少

冬温、伤寒皆发于冬季,初起不见里证,不同的是冬温发热重,伤寒恶寒重。

陆子贤说:"恶寒发热与伤寒仿佛,但口渴、鼻干、脉数则与伤寒有异耳。"

伏暑秋季较多,冬季较少,起病即有严重的里证。

(七) 治法

冬温虽然发生于冬季,但是在治疗的方法上和伤寒迥异,因为温善发泄,所以温则气泄伤阴;寒善收引,所以寒则气敛。因此治疗冬温的大旨:以辛凉开肺为主,切忌辛温刚燥,苦辛消杀。

另外,必须和冬月伏暑的治疗划清界限,冬温是新感温病,应该以疏表为先;伏暑是热从内达,应以清里热为急,不能混淆。

1. 冬温本证的治疗

(1) 卫分:邪在卫分恶风寒者以葱豉桔梗汤,不恶寒用银翘散加桑叶、蒌皮、杏仁、枇杷叶。

(2) 气分:传入肺胃气分,首先认清偏重于肺或偏重于胃,偏重于肺的,发热、口渴、咳嗽、胁疼,甚而呃逆,用桑菊饮加石膏、知母、贝母、蒌皮、郁金、枇杷叶;若偏重于胃,则呈阳明经证的现象,烦热脉洪而咳,以白虎汤加杏仁、桑叶、连翘;若胃燥热上燔,而咽痛齿疼的,用竹叶石膏汤去半夏,加硼砂、玄参、大青叶,外用冰硼散。

阳明气分,燥热不解,致里结,形成阳明腑实证,宜调胃承气汤加鲜生地、生首乌、鲜石斛,增液通腑。

(3) 营分:热入营分,神昏谵语,清营汤加鲜石斛、鲜菖蒲、生石膏、郁金等,神昏谵语甚者,清宫汤、牛黄丸可以酌用。

(4) 血分

1) 气血两燔:玉女煎去牛膝、熟地,加生地、玄参。

2) 热深入血,动血发斑:以犀角地黄汤加鲜生地、玄参、连翘、人中黄、丹参、紫草等,凉血解毒,甚则紫雪丹亦可选用。

3) 热邪深入,伤及下焦阴分:真阴内竭,虚风内动,手足振颤,应以育阴潜阳,涵肝熄风,二甲复脉、三甲复脉、大小定风珠等。

以上所述,是冬温一般发病规律中表里顺传的治疗,至于营卫逆传一症,应主以清宫汤调服至宝丹、牛黄丸、紫雪丹之类,其治法与风温逆传部分同,可互参。

2. 冬温变证兼证的治疗

(1) 变证:如图16-2。

冬温变证 { 胃阴虚:《金匮》麦门冬汤加桑叶、地骨皮、鲜石斛、鲜菖蒲——甘凉养胃

胃阳虚:人参温胆汤——甘温和胃

图16-2 冬温变证的治疗

(2) 兼证:冬温兼证,实质上就是新感冬温引动伏邪外达,所以在治疗上以治里热为主而兼以解表,至于具体治疗的方法,分以下三点进行介绍。

1) 初起无汗恶风,七味葱白汤——辛凉透解。时当冬令、风寒郁遏肌表,故有显著恶风无汗。

2) 虽有表症,而素质阴亏,加减葳蕤汤——滋阴发汗。阴分先亏,伏邪郁渴,化热伤阴,再加外邪触发,热势更炽。

3) 表罢,伏温内溃,咽疼下利,口干舌燥,此伏温发作之象,猪肤汤加鸡子白(俞氏)——咸寒救阴。

小结

(1) 冬温是发于冬季的一种新感温病,是感受非时之暖而成的。

(2) 病理机转,分表里顺传与营卫逆传两种,与风温相同。

(3) 表里顺传,可见肺、胃证状,营卫逆传则见心包证状。

(4) 冬季因有伤寒、喉痧、冬月伏暑等病同时发生,需与之作鉴别。

(5) 治疗原则:以辛凉开肺为主,切忌辛温;逆传则以清营开窍。详细治疗,可以同风温互参。

(6) 为了进一步的弄清楚与冬温同时发生的伤寒和伏暑,兹再作一表归纳,以示说明,而助记忆,如表16-2。

表 16－2　冬温、伤寒、伏暑的鉴别表

冬　温	伤　寒	伏　暑
（1）感受非时之暖。	（1）感受当令之寒。	（1）夏月受暑潜伏体内延至冬月为寒邪搏激而发。
（2）初起恶寒甚微而发热较甚。	（2）初起恶寒甚重而发热较微。	（2）初起发热较甚，恶寒之轻重，则视新感之微甚而定。
（3）所感者是温邪，故虽无内热，初起亦见口渴、咽干、舌红、脉数等热象。	（3）所感者是寒邪，故初起舌淡、口和、苔薄白、脉浮紧，完全一派寒象。	（3）主要在于伏邪，故初起即见壮热、烦渴、目赤、唇红等里热现象。
（4）涩邪犯肺，故鼻塞流涕、咳嗽、胸闷。	（4）寒伤足太阳，故周身疼痛，头项痛，腰脊强。	（4）一般伏暑多在募原，易于传入阳明之腑，故发病不久，多见大便秘结，或下利灼肛，甚则便血等。
（5）易于伤阴劫液。	（5）结果多寒化亡阳。	（5）易于溃入厥、少二阴。
（6）治以辛凉宣肺，并时刻顾护阴气	（6）治以辛温发汗，并时刻顾护阳气	（6）治以疏表清里，并防其陷入厥少二阴

附 烂 喉 痧

（一）定义

烂喉痧为流行于冬春两季的疾病。其定义即因初起咽红肿痛，旋即皮肤发出丹疹成片的症状而命名。

喉痧有两种，由于本病发生时流行较广，并伴有痧疹出现，故后世又称这种喉痧为疫痧或烂喉丹痧。

（二）源流

在清代以前的文献中，尚未见有烂喉痧、疫痧等病名的记载，但从某些证状方面去推测，《金匮要略》上说的"阳毒"为病，可能是丹痧之类。

《金匮要略》说："阳毒之为病，面赤斑斑如锦纹，咽喉痛，吐脓血，五日可治，七日不可治。"

根据这个记载推测,仅能说是类似"丹痧",还不能说就是本病,因此本病的病名出现,正式见于记载的是在清朝。叶天士在《喉痧医案》里曾有这样一段记载,不但提出了本病的病名,同时还描述了本病的一般情况。

他说:"雍正癸丑年间以来,有烂喉痧一症,发于冬、春之际,不分老、幼,遍相传染。"这是本病的流行情况。接着又说到本病的症状:"发则壮热烦渴,斑密肌红,宛如锦纹,咽喉疼痛肿烂。"

(三)发病季节

烂喉痧的发病季节,除了叶天士所说发于"冬春之际"以外,《喉痧证治概要》丁甘仁说:"此病发于夏、秋者少,冬、春为多。"

综合这两种说法,以及临证实践,本病的发生,确多见于冬、春两季之间,尤以冬季为多。

(四)病因

何廉臣对喉痧的病因分为两种,如图 16-3。

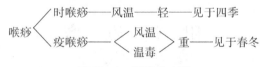

图 16-3 喉痧的病因

何廉臣为何将喉痧分成两种呢?一则是以季节而言,再则如《疫痧草说》:"以疫名痧,以有疫无疫辨喉之轻重也。"由此可知疫喉痧重,而时喉痧轻,何氏之认为风温、温毒即在此,两者的区别,后面讨论。

《喉痧证治概要》说:"烂喉丹痧,发于夏、秋者少,冬、春者多,乃冬不藏精,冬应寒而反温,春寒犹禁,春应温而反冷,经所谓非其时而有其气,酿成疫证之邪也。邪从口鼻入于肺胃,咽喉为肺胃之门户,暴寒束于外,疫疠郁于内,蒸腾肺胃两经,厥少之火乘势上亢。于是发为烂喉痧也。"

(五)症状

烂喉痧是一种较严重的疾病,《喉痧正的》说:"从来风火之重,变幻之速,无有过于此者。"

现在我们仅就它的一般发病规律进行讨论,分为四个部分介绍。

(1) 初起恶寒发热,身热不甚,头痛咽红,喉梗(邪入卫分)。

(2) 旋即壮热,烦闷口渴,壮热中稍有恶寒现象,喉部由梗而痛,咽部由红而肿,颈项部出现痧疹隐隐(邪入气分)。

(3) 继即高热大渴,喉部腐烂,痛如刀割,舌质全红,痧疹延及全身,稠密满布,渐融成片(气营之间)。

(4) 甚则舌质深红,渴不欲饮,神昏谵妄,闷乱异常,或见惊搐(深入营血)。

(六) 诊断

本病在流行期间,先察咽部情况,若见痧点,则诊断较易,惟需与白喉、冬温等作出鉴别。

1. 与冬温之鉴别　如表 16-3。

表 16-3　喉痧与冬温的鉴别

分类	发热	恶寒	无汗	口渴	舌质	鼻塞	流涕	喉红	咽梗痛	其他特征
冬温	有	有	有	有	舌尖红	有	有	轻	无	伴发咳嗽
喉痧	有	有	有	有	全舌赤	无	无	重	有	旋即出现痧疹

烂喉痧出现痧疹,为必有之症,且多出现于起病后一两天内,而冬温之出现痧疹情况较少,多出现于温邪入营以后,时间较晚。

2. 与白喉之鉴别　如表 16-4。

表 16-4　喉痧与白喉的鉴别

分类	发热	恶寒	咽部情况			白膜附着			痧疹	声哑	呼吸困难
			咽红	肿大	疼痛	舌质颜色	剥离情况	剥下			
喉痧	重	伴有	焮红	厉害	重	红 微黄	易剥离	不出血	必有	少	少
白喉	轻	不显著	淡红	轻微	微	正常 白色	不易剥离	出血	绝无	多	多

章次公说:"白喉、喉痧之大别,吾以为当于丹痧之有无分之,咽喉肿痛,无论掀红淡红,白膜白腐,苟不见丹痧,虽微似寒热即当以白喉论。"

章氏之说是为经验之谈,然亦有感邪较微,而证状不甚显著,痧虽出而不融合成片，或出现亦极稀少，仅后项间寂寂隐见，此细微之处，我们切不可忽略。

3.时喉痧与疫喉痧之鉴别　如表16－5。

表16－5　时喉痧与疫喉痧的鉴别

分　类	时　喉　痧	疫　喉　痧
原　因	因于风温者最多，暑风得秋燥亦间有之	因于风毒者多，因于温毒者亦不少
性　质	传染性微	传染性强
咽　部	红肿且痛，但不腐烂	掀红肿甚，易于腐烂，痛不甚
痧　疹	痧虽发而稀疏或隐约可见，四肢头面较少	先则痧疹成粒，旋即满布头面全身继之融合成片（丹）
治　法	辛凉清透为主	风毒：宜解肌透痧 温毒：宜凉莹清气

痧融合成片的叫丹，"丹痧"之名，即缘于此。《喉痧正的》说："痧者沙也，红晕如尘沙而起"，"其成片如云头突起者疿，疿者丹也"。

（七）治法

分治疗原则、治疗禁忌与治疗方法三个部分讨论。

1.治疗原则

（1）首用辛凉透解：丹痧以透达为主，不可忽视丹痧，而偏重于咽喉，目的在于使毒邪外泄，咽部病变亦随之得愈。

《喉痧正的》说："温厉之邪，郁之深而发之暴，不能自出于表，以至上窜咽喉，苟非洞开毛窍，何以泄其毒而杀其势。"

（2）继进苦寒泄热解毒：当辛凉透解以后，恶风寒的表证已罢，丹痧已经透达，此时表证虽罢，而蕴伏于肺胃两经之疫毒，亟待清理，以苦寒之药清里泄热，使未清之疫毒得解。

（3）终宜甘寒救阴以善后：本病是由于温热病邪所引发的疾病，其最易化燥伤阴，已不待言，因此在里热清解以后，必须甘寒之品，养阴调理。

2.治疗禁忌

（1）禁辛温升散：喉痧为温热性质之邪所引起的疾病，易于化燥伤阴，且内蕴之邪，冀其向外透泄，故初起应疏表透邪，但只可辛凉透解，切禁辛温发散，升散开提,以免阴伤液亡,而致变证迭出。

（2）不可早施寒凉:丹痧以透达为主,喉部情况之增减,全视丹痧之透达而决定。因此,如果早予寒凉,则有凉遏冰伏之害,邪机不得向外透达,那么喉证更重。

叶天士说:"温毒外达多有生者,寒凉强遏多致不救。"

所谓寒凉多指芩、连之类而言。

《丹痧辨要》也说:"服犀羚等品,外益闭而内益炽,清火适以动火。"

总之本病初起,不宜辛温之品,以防化燥伤阴。若邪有外透之机,尤不宜骤进芩、连、犀、羚之类苦寒清火,以免邪毒阻遏冰伏不达,变证百出。

治疗本病不但用药切禁寒凉,即饮食亦不例外。例如,《喉痧正的》说:"一切瓜果俱宜禁绝,世人不知,以为口渴喉痛属火,恣啖青果、水梨、茅根、西瓜等,或擅服西洋参、麦冬、玄参、石斛之类,贻误非浅。"

3. 治疗方法　如图 16 - 4。

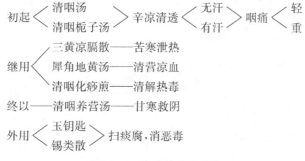

图 16 - 4　喉痧的治疗方法

另外,疫喉痧中有温毒和风毒之不同,故治亦异。

风毒(偏重于上焦,风温在表)——丁氏解肌透痧汤。

温毒(偏重于下焦,温毒在里)——丁氏凉营清气汤。

(八) 预后

（1）在上篇第六章已谈到大凡疹色,必须红活荣润方为佳象,深红较重,淡红或色艳争妍,较深红尤重。

疹色红活荣润——血流通畅,敷布于表,邪有外达之机。

疹色深红——邪热深重。

疹色艳如胭脂——营血热毒蕴伏更深。

（2）丹痧密布全身,独头面不见者难治。

（3）脉伏,肢厥,泄泻不止,热势不高反见神昏者,难治。

（4）会厌腐烂、声哑、气急、面色发绀者,难治。

小结

（1）喉痧分时喉痧与疫喉痧两种:时喉痧四时可见,传染性微;疫喉痧多发于冬春两季,传染性强。

（2）喉痧的特征,除了咽红喉痛以外,必伴有红疹外现,冬温、白喉则于喉痛外,不见红疹,故须与之鉴别,以疹之有无来确定。

（3）初起忌辛温发汗和苦寒之药,并忌生冷。

（4）疹色鲜艳如脂,分布不匀,面色发绀,预后多属不良。